U0099006

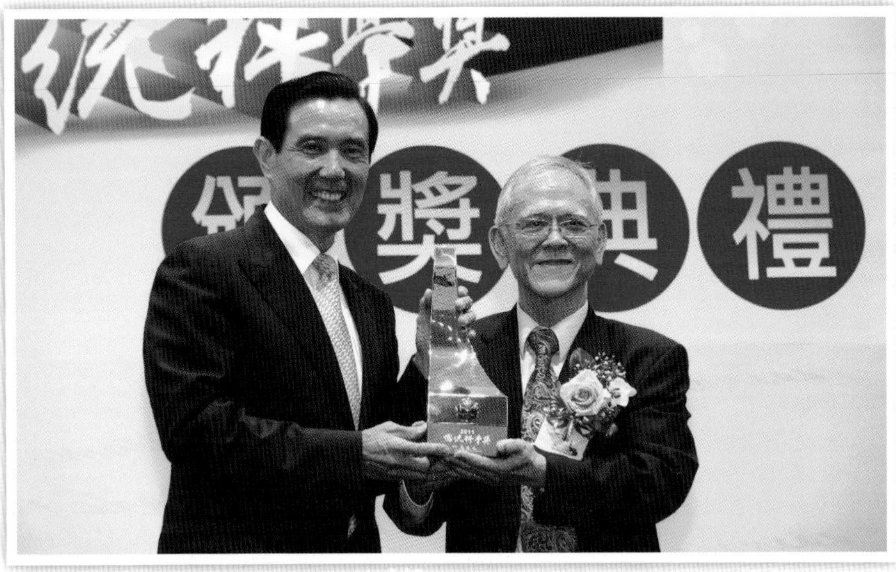

▲ 吳成文院士榮獲2011年總統科學獎，總統馬英九頒獎。（陳吉鵬 攝影）

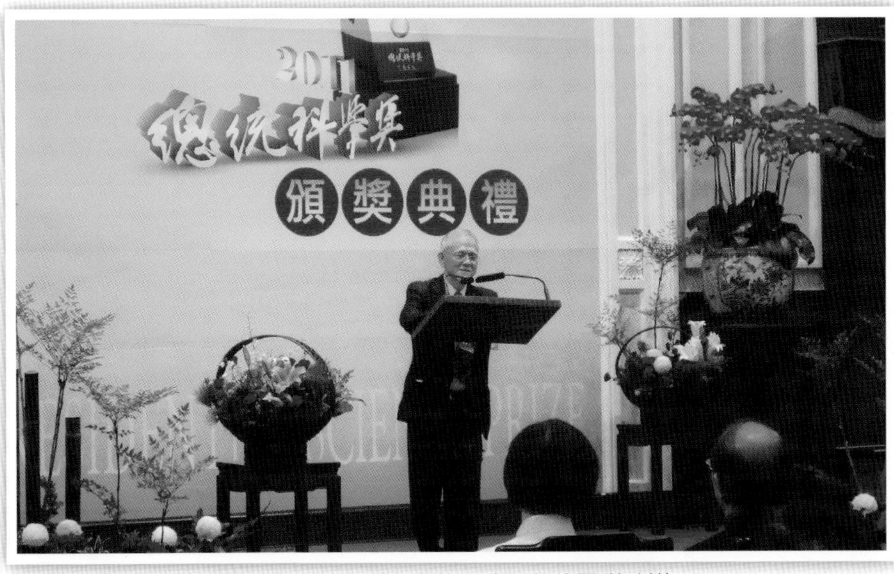

▲ 吳成文院士發表得獎感言，並向所有與他一路同行的團隊致謝。

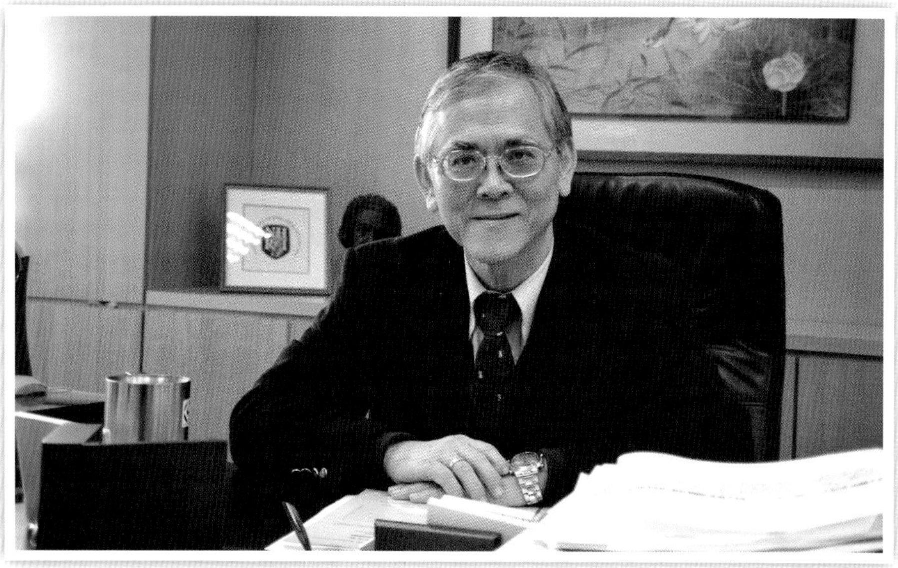

▲ 永遠的科學家——吳成文院士。

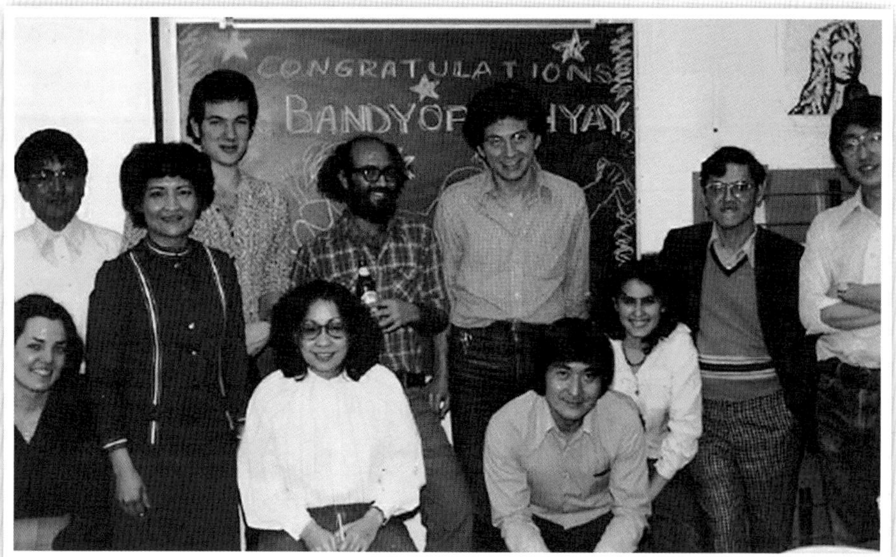

▲ 美國紐約州立大學石溪校區的實驗室同仁。

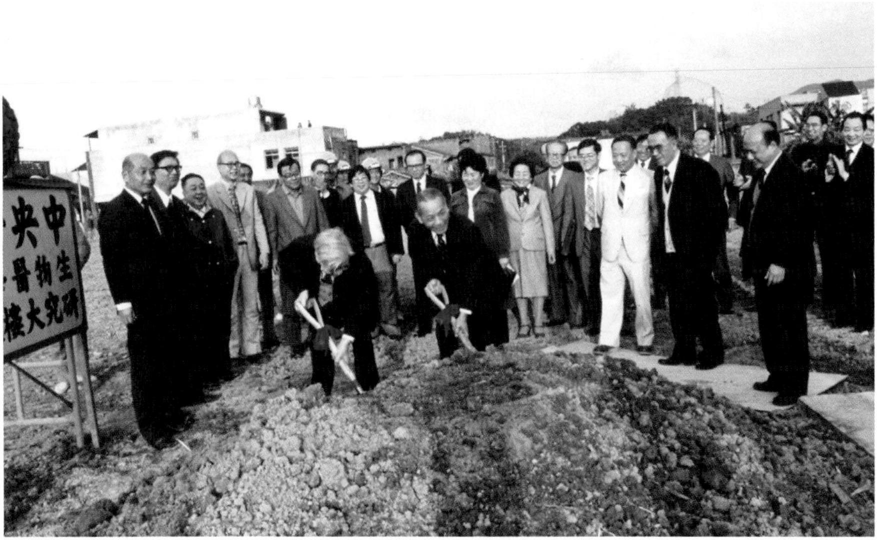

▲ 海內外科學家們同心協力，生醫所第一棟大樓開工動土。

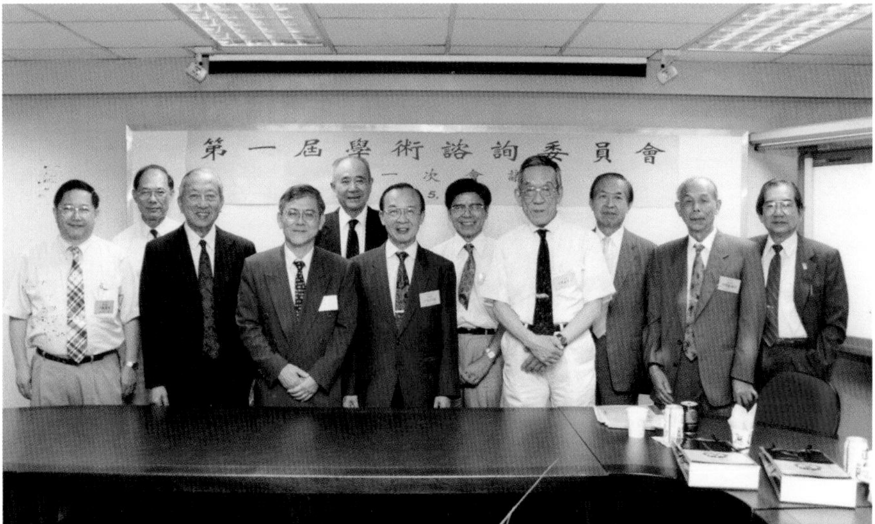

▲ 生醫所的第一屆學術諮詢委員會。此學術制度，對我國學術文化及研究影響至鉅。

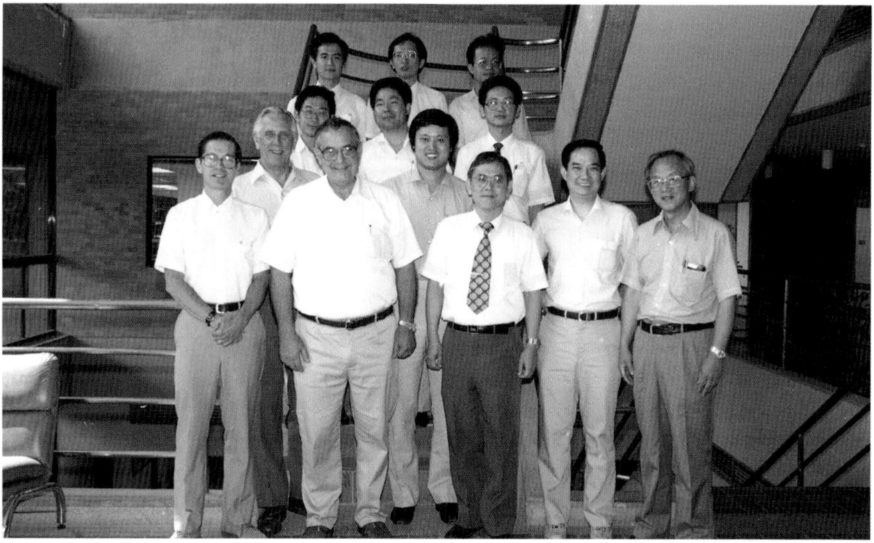

▲第一屆腫瘤專科醫師訓練計畫，開啟了我國腫瘤專科的新紀元。

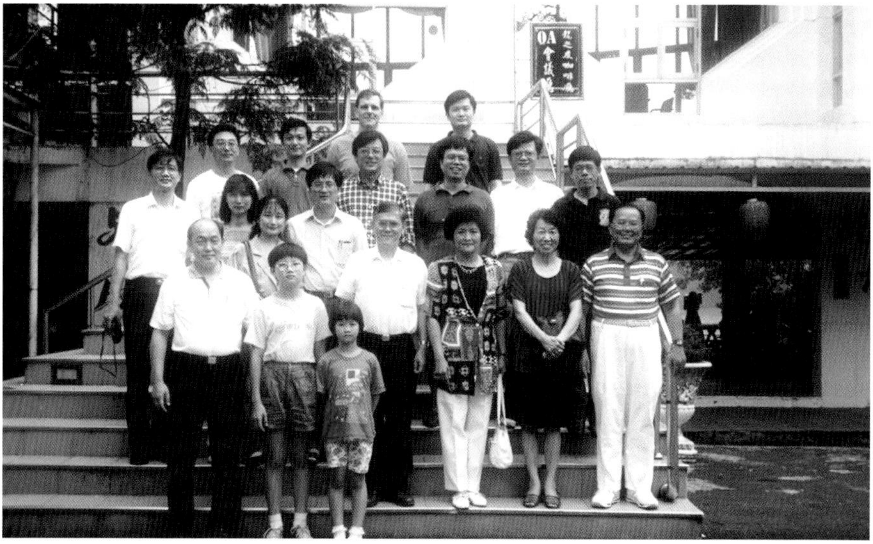

▲1993年7月，生醫所研究人員於龍珠灣舉辦學術研習共識營。

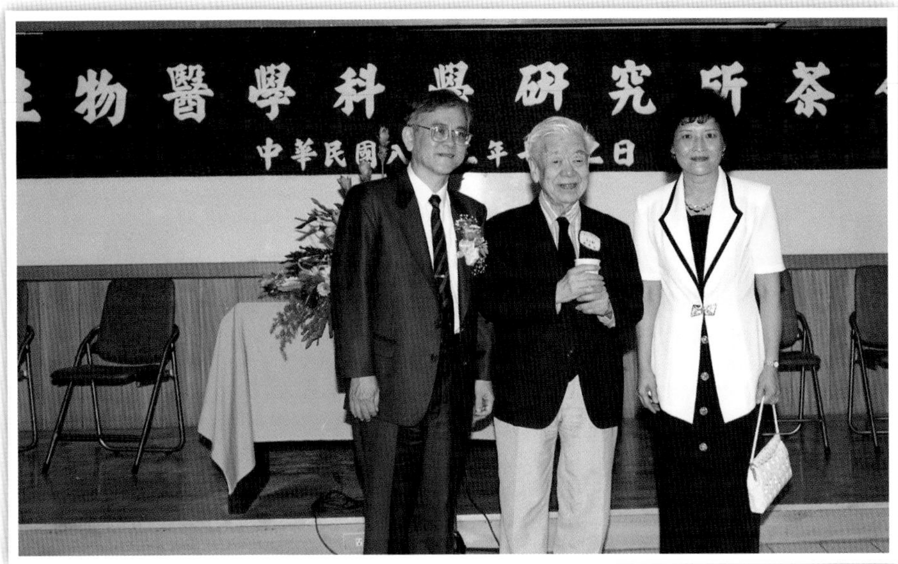

▲ 1994年7月生醫所正式成所的慶祝茶會，與吳大猷院長、妻子陳映雪博士的珍貴留影。

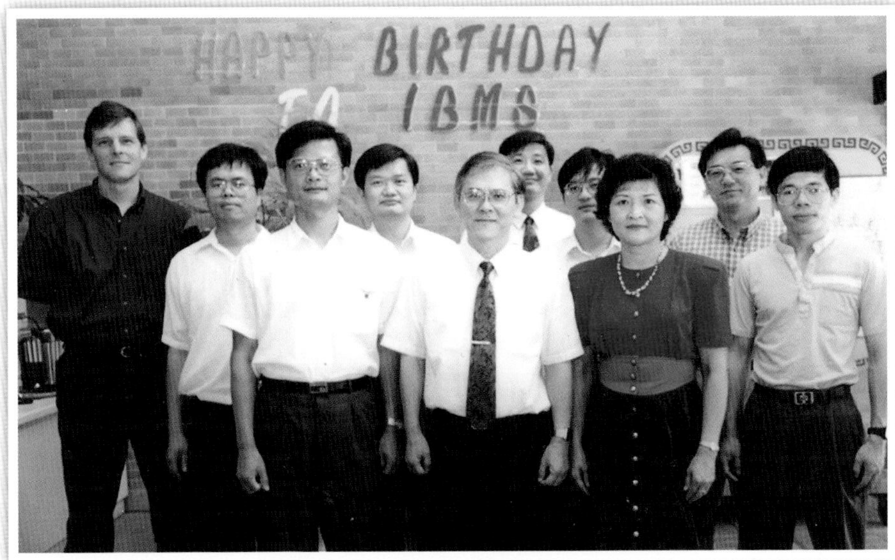

▲ 生醫所癌症研究組的研究同仁，大家為生醫所慶生。

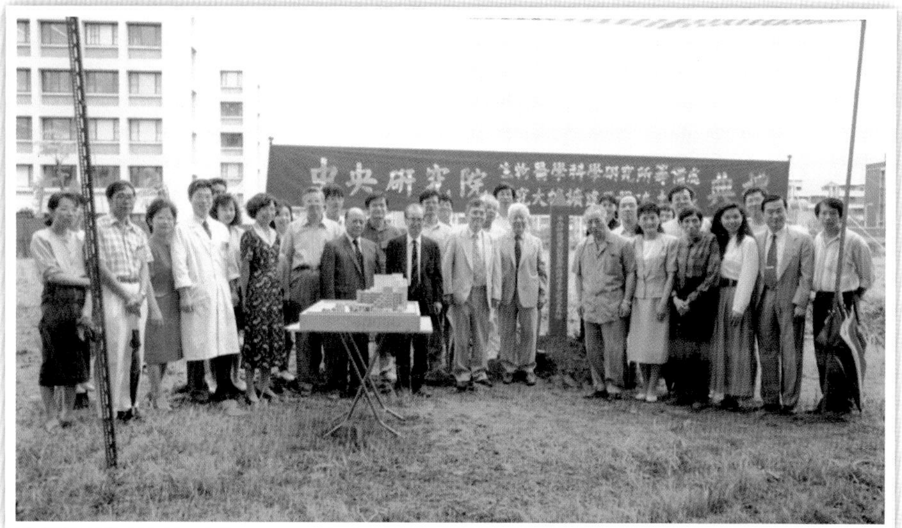

▲ 生醫所的研究業務圖進蓬勃，舊大樓已經不敷使用，生醫所新大樓在吳成文爭取下動工出發。

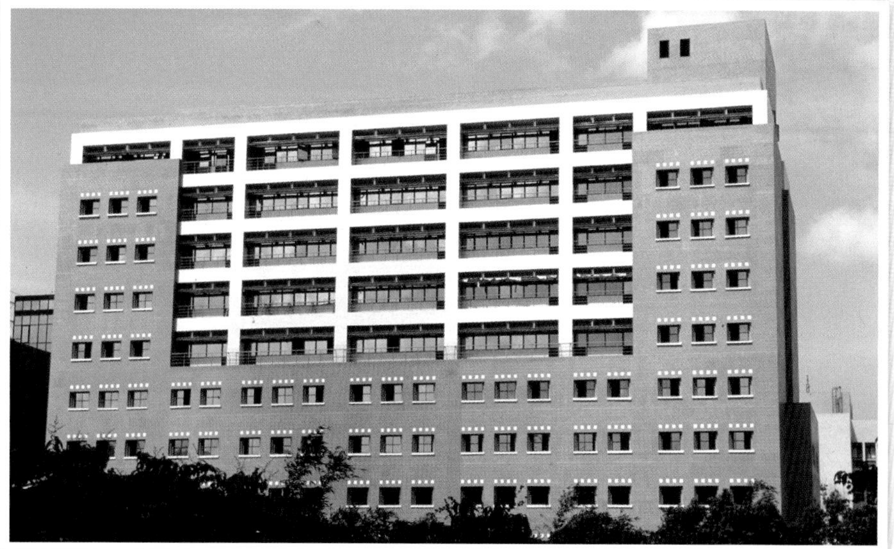

▲ 生醫所新大樓，承載著所內所有同仁的學術夢想。

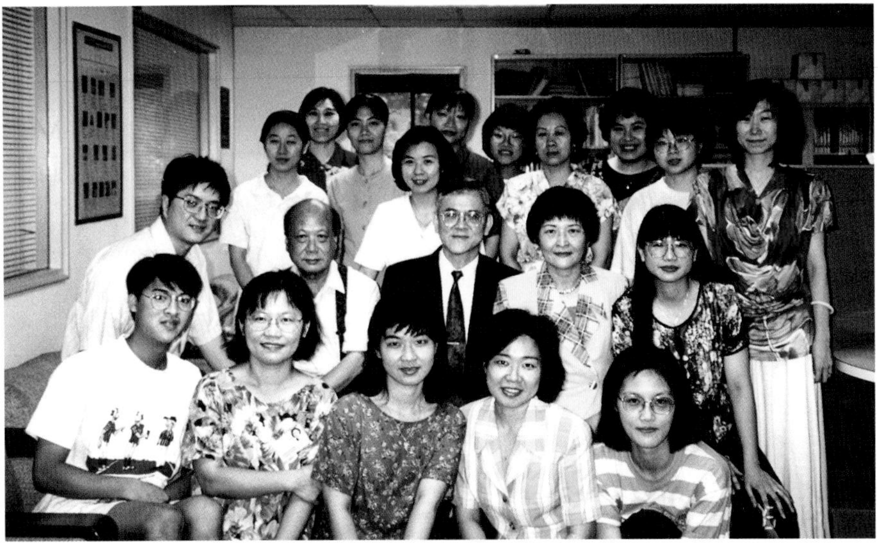

▲ 1995年，吳成文與生醫所同仁的歡聚記憶。

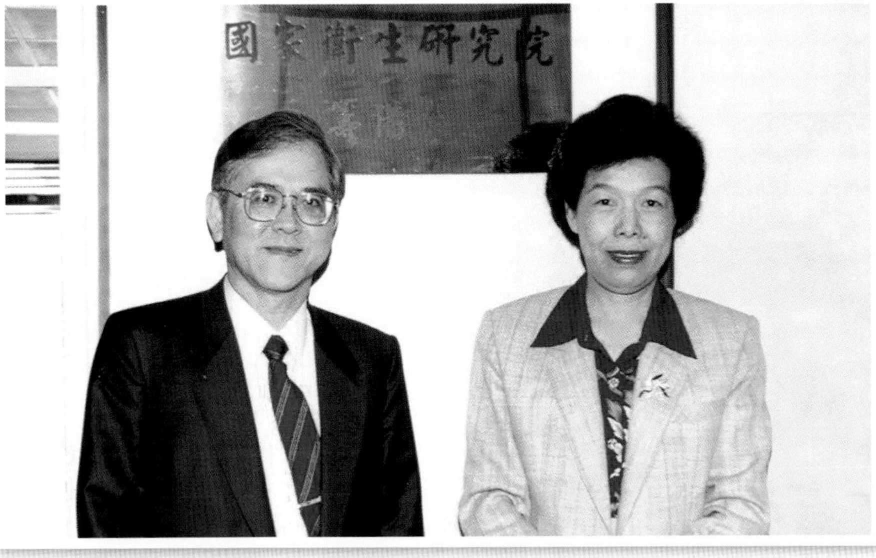

▲ 國家衛生研究院籌備處成立，時任衛生署署長張博雅的支持一直是吳成文感念的。

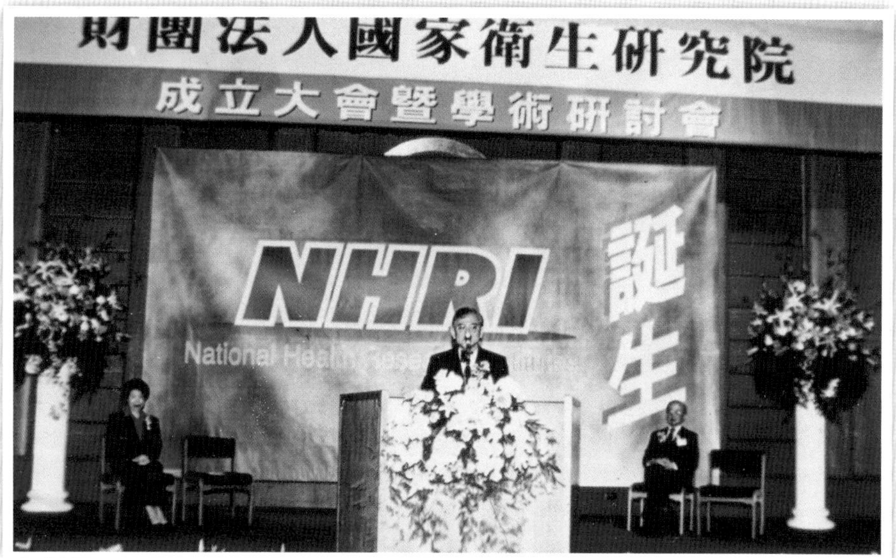

▲ 1996年，吳成文經過多年的奔波努力，國家衛生研究院誕生了。

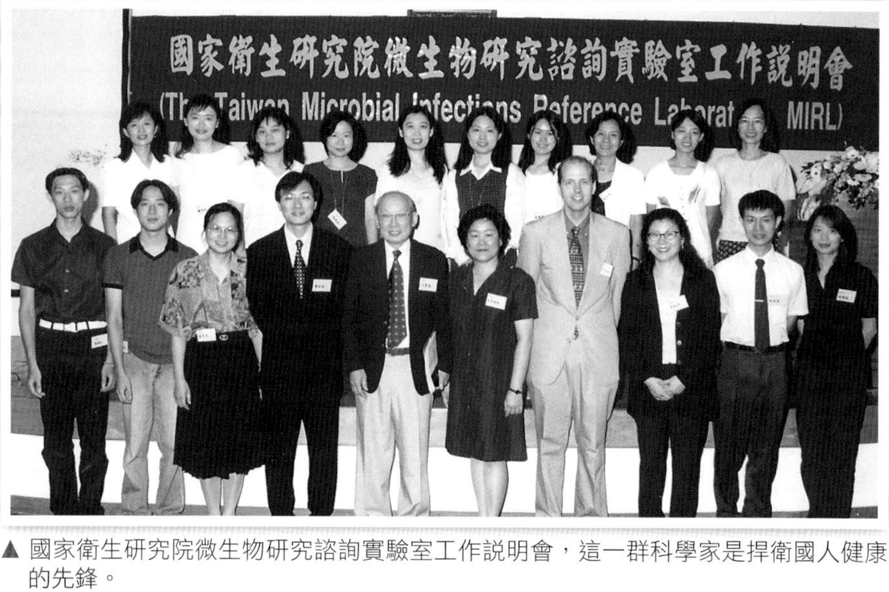

▲ 國家衛生研究院微生物研究諮詢實驗室工作説明會，這一群科學家是捍衛國人健康的先鋒。

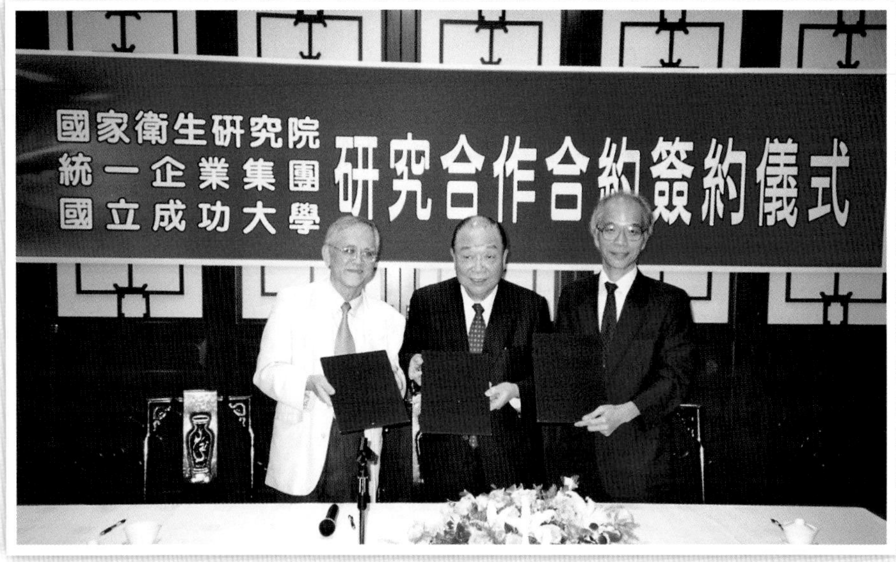

▲ 國衛院與成功大學研究合作，統一企業集團捐贈二億元於成大興建研究大樓。

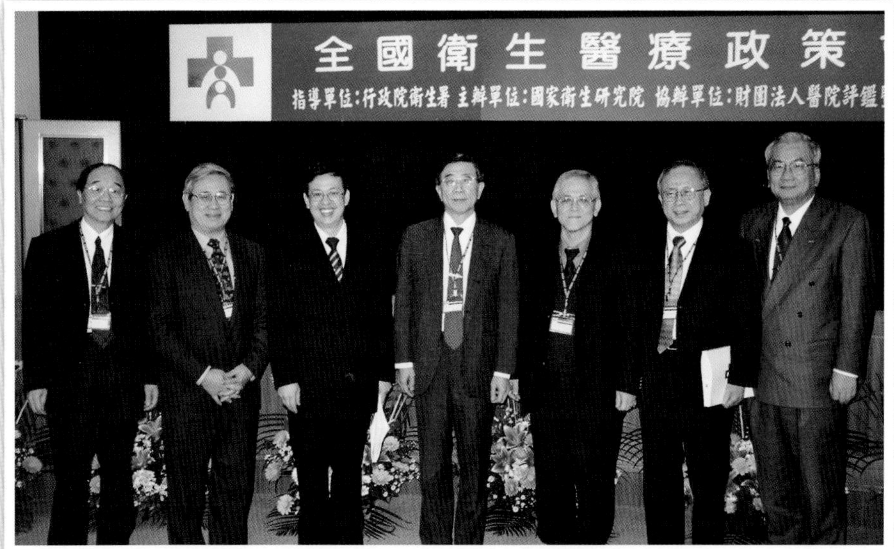

▲ 國家衛生研究院舉辦全國衛生醫療政策會議，前瞻我國未來的國家衛生政策。

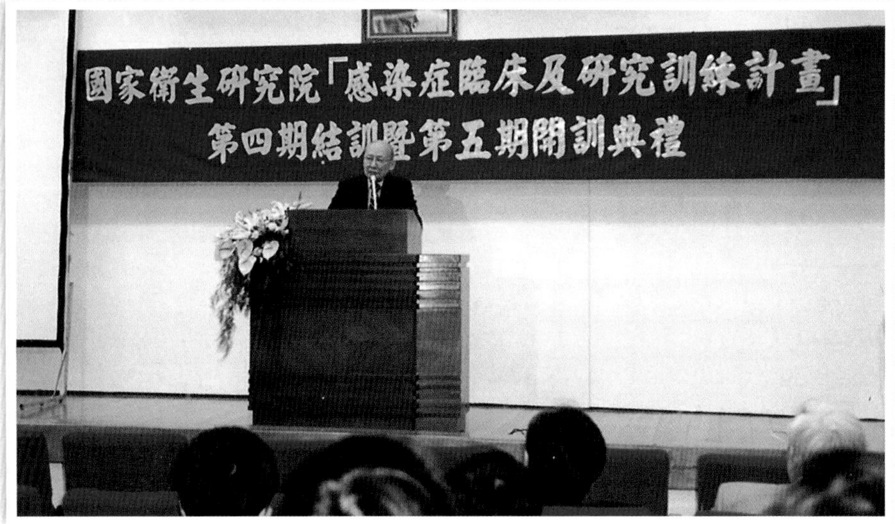
國家衛生研究院「感染症臨床及研究訓練計畫」
第四期結訓暨第五期開訓典禮

▲「感染症臨床及研究訓練計畫」培育我國的感染症臨床學術人才。開訓典禮由何曼德院士主持。

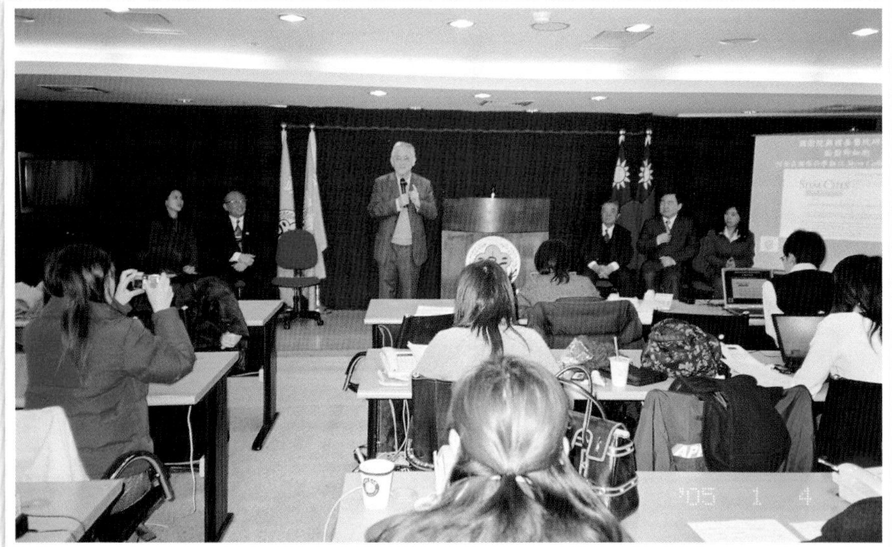

▲2005年胚胎幹細胞記者會，國衛院的研究能力令人側目。

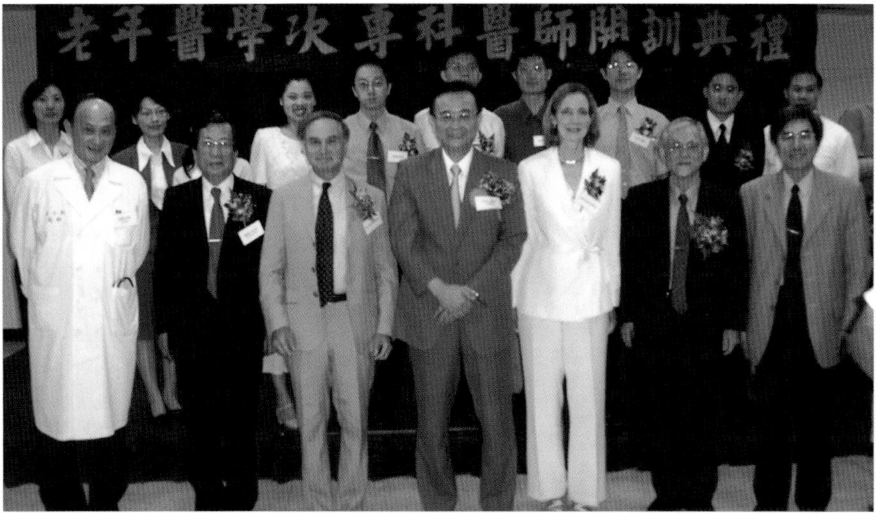
老年醫學次專科醫師開訓典禮

▲ 因應台灣已經步入高齡化社會，老者的健康醫療日形重要，國衛院著手培育老年醫學的專科人才。

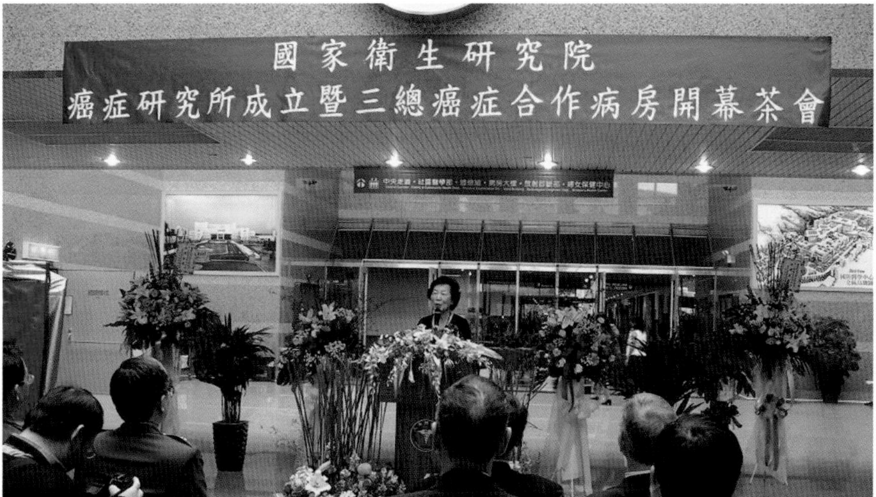
國家衛生研究院
癌症研究所成立暨三總癌症合作病房開幕茶會

▲ 2006年國衛院癌症研究組正式成所，同時與三總合作設立合作病床。

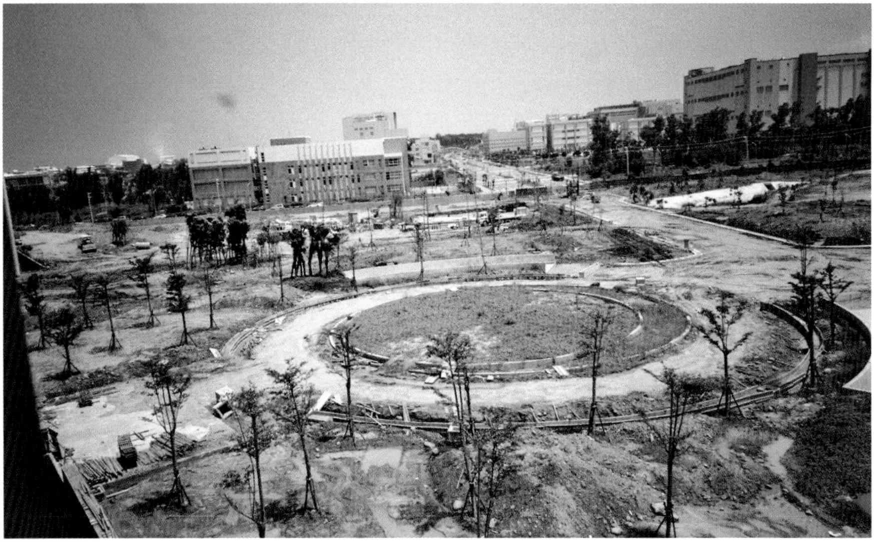

▲ 整地建院，這一個院區將來會是國衛院永久的家。

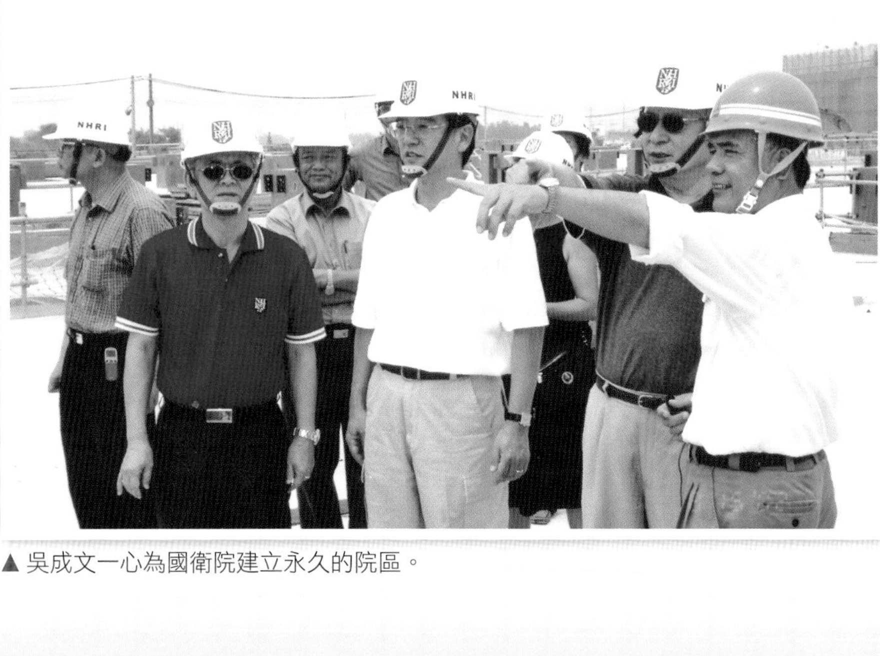

▲ 吳成文一心為國衛院建立永久的院區。

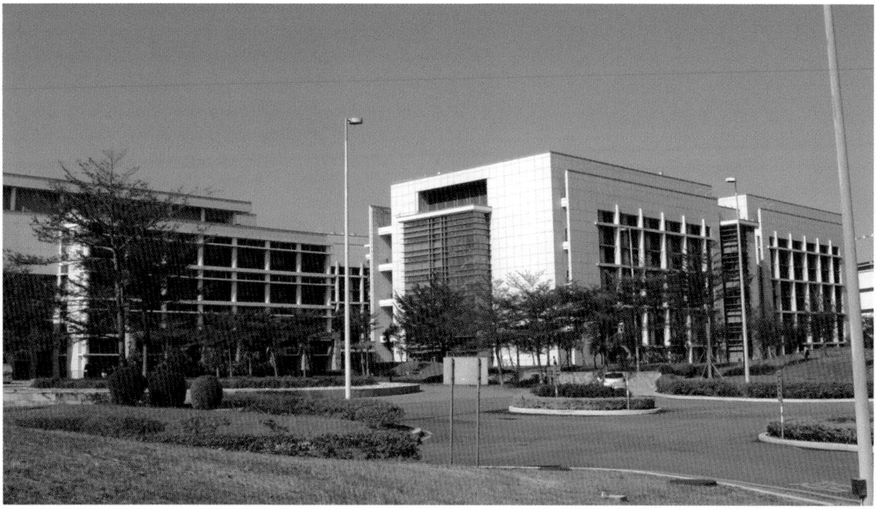

▲ 國家衛生研究院座落在竹南基地，以「提昇我國醫藥衛生研究水準、增進國人健康福祉」為使命，往前邁進。（趙孝茜 攝影）

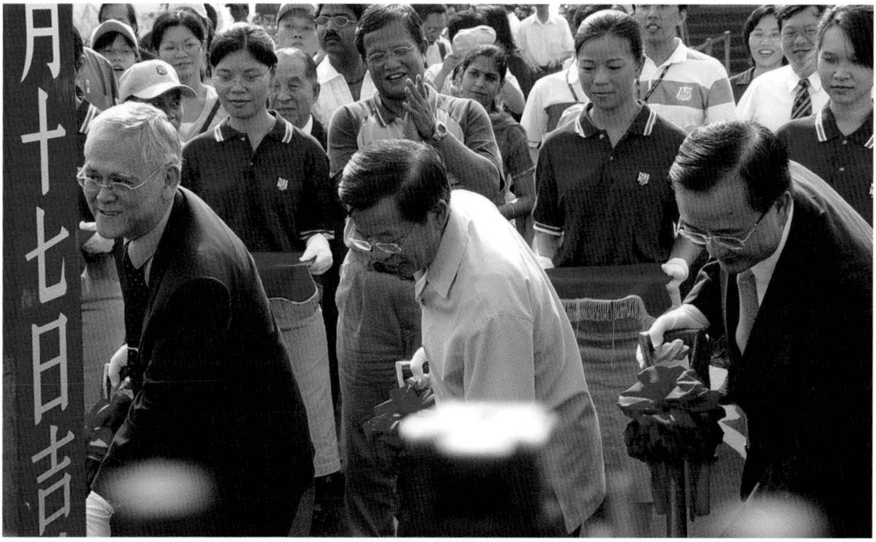

▲ 國衛院疫苗工廠動土典禮，我國的疫苗研究展開新猷。

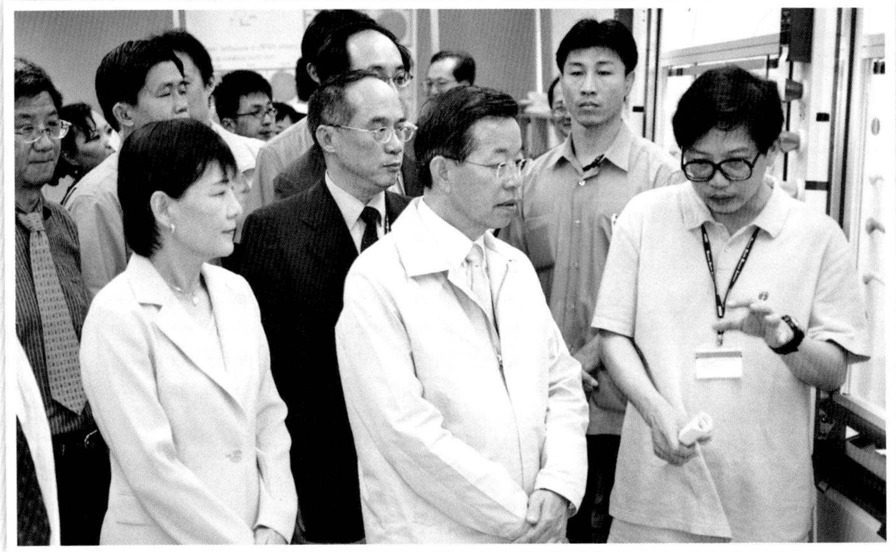

▲ 國衛院以18天時間合成克流感，充分展現以科學研究保衛國人健康的設立宗旨。

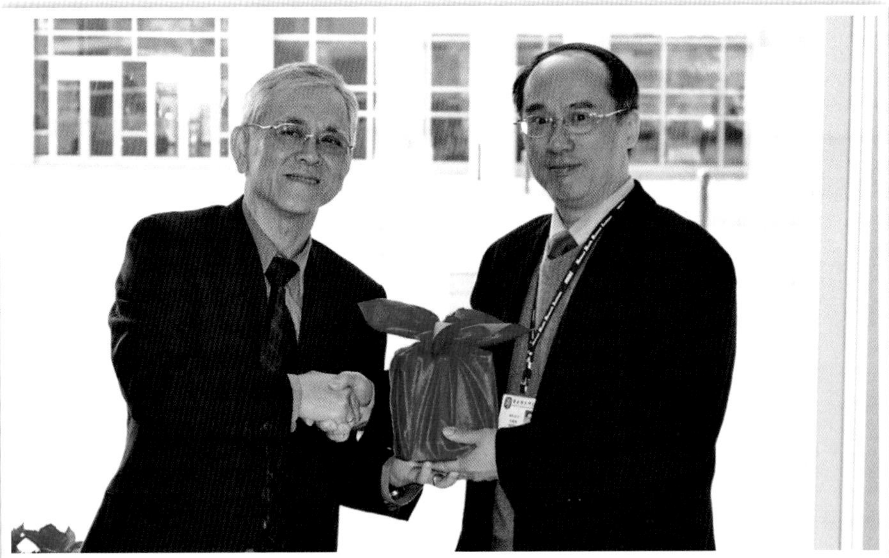

▲ 2006年1月2日吳成文院長功成身退，交棒代理院長梁賡義院士

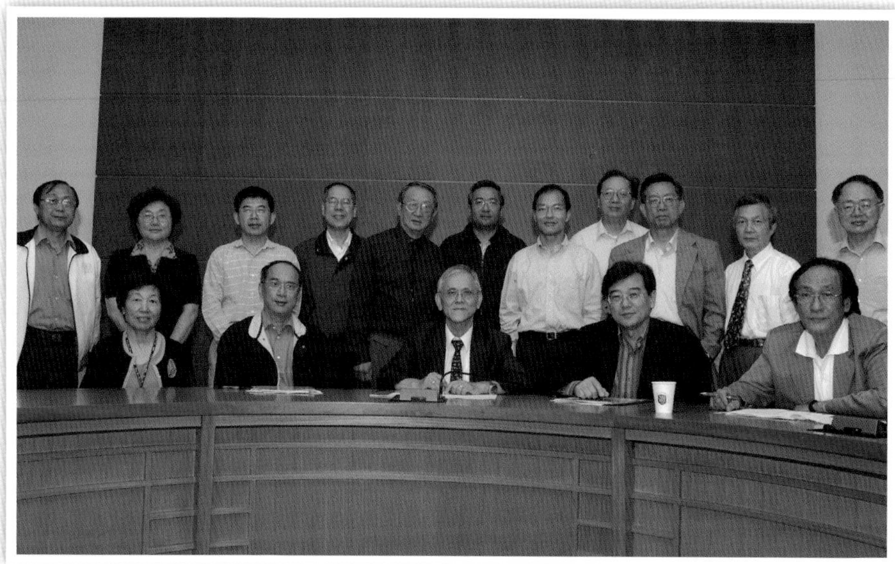

▲ 吳成文院長卸任之際與院內一級主管合影。

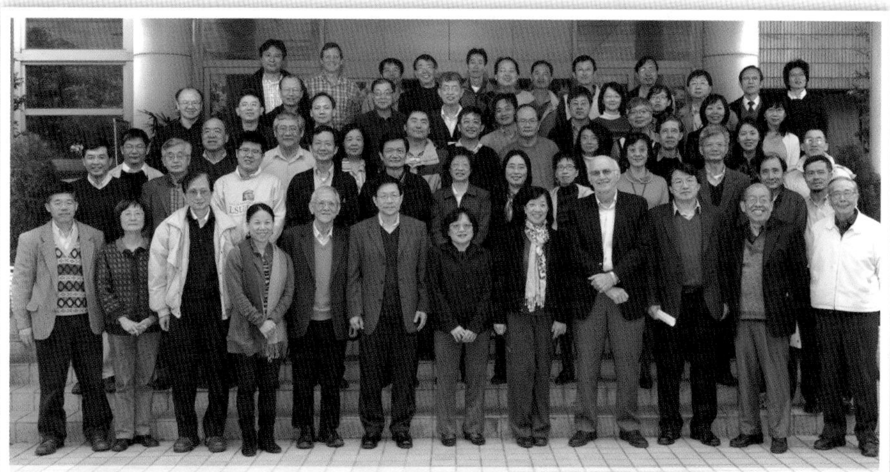

▲ 卸下行政職，回到最愛的學術研究，吳成文參與2011年生醫所研究人員的研習共識營。

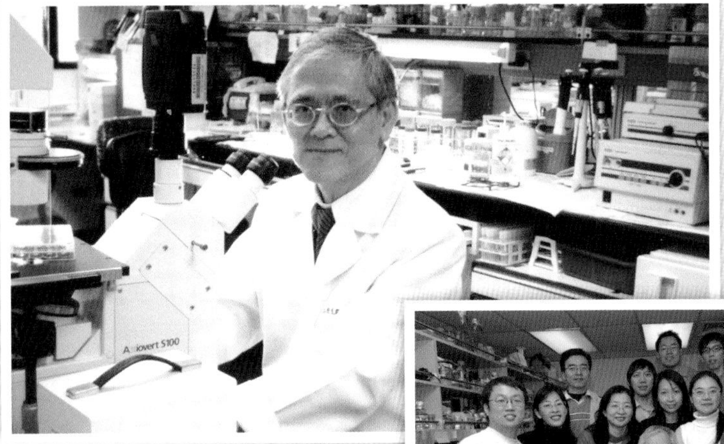

▲ 實驗室一角的吳成文。

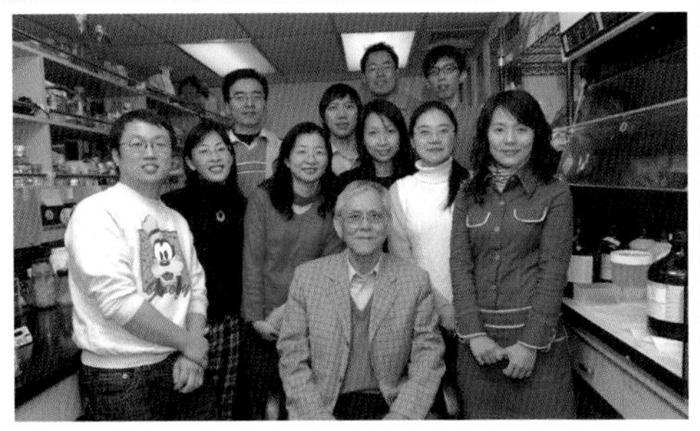

吳成文與其實驗室的研究團隊。▶

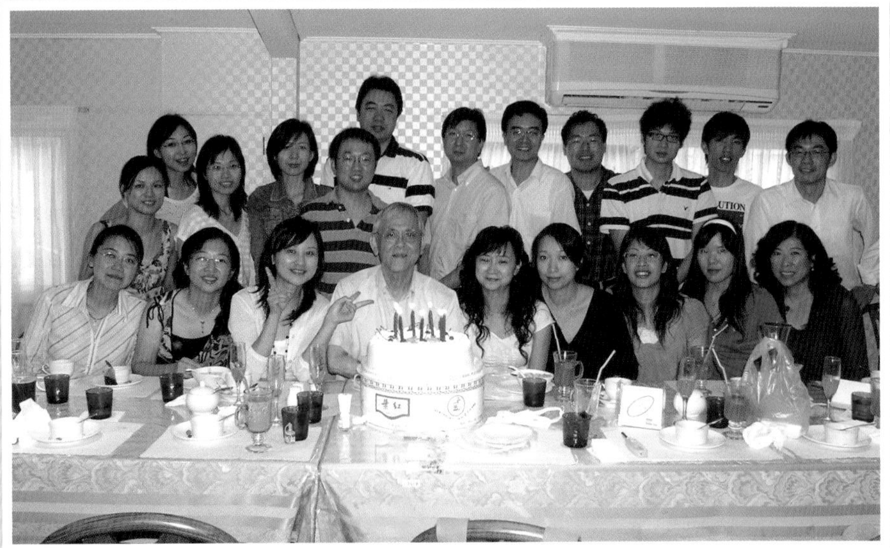

▲ 七十歲生日，實驗室團隊為吳成文慶生。

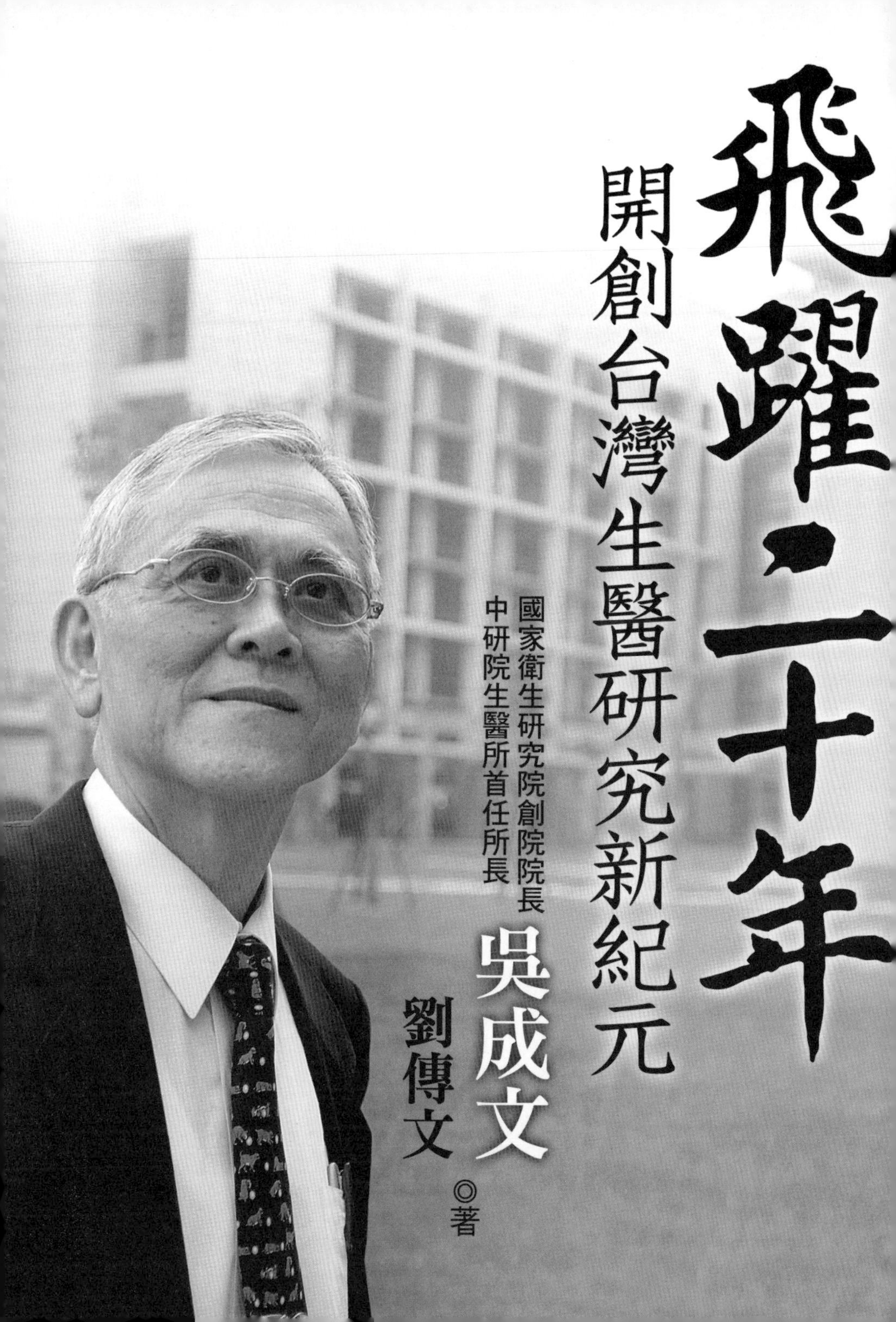

飛躍二十年

開創台灣生醫研究新紀元

國家衛生研究院創院院長
中研院生醫所首任所長
吳成文
劉傳文 ◎著

本書獻給與我一起奮鬥的所有工作夥伴，
因為大家的努力，使台灣的生物醫學往前邁進。
更祝福台灣生命科學研究永續發展。

推薦序一

不可或忘一步一腳印

吳成文院長（Dr. Ken Wu）在生物醫學界早已名揚中外，終生熱衷研究外，為國家生物醫學之研究、開拓與發展，二十三年前願意放下美國高薪，投入國內中央研究院生物醫學研究所的研究並擔任所長就應為之喝采；吳院士深具遠見，除專精研究外，及早擴建了生醫所所需之研究室；繼而又與諸多院士、國內外知名學者，一起催生國家衛生研究院。本人時任行政院衛生署署長，有幸與錢煦院士、宋瑞樓院士、曹安邦院士、黃秉乾院士、艾世勛院士、何曼德院士、蔡作雍院士、鄭永齊院士，與吳成文所長等人共同參與籌劃、爭取。先後拜會當時中研院吳大猷院長、國科會夏漢民主委、總統李登輝先生、行政院前後任院長郝柏村先生、連戰先生及秘書長王昭明先生。

為了建置國家級醫藥衛生研究機構，吳院士、錢院士及眾院士們的齊心關注及努力表陳，前後獲得李登輝總統、郝院長、連院長的支持，就在郝內閣時的國建六年計畫中，我們衛生署就將之列入六年計畫而獲得行政院通過；其後一系列的籌劃、拜會、溝通與協調，終於讓「國家衛生研究院」以財團法人方式正式經過立法院立法通過；光是這一階段的過程，就可看出吳成文博士之處事堅毅、圓融並見、目光遠大、胸懷國家，也看到了他與錢煦博士等眾院士的齊心協力，為了國家、為了下一代、為了養成後輩能接受與世界接軌的國家級醫學研究而全力以赴的付出。除此之外，在國衛院未正式成立之前就已訂定下院內院外兩重審查論文的深厚良好基礎，也大為提升國內醫學論文的水準。

吳成文院長的事跡確實值得世人多多認識與了解，個人除深感敬佩外，在本書出書之際，特以當時共同奮鬥之所悉，略為陳述，以之為序。

張博雅謹誌

二〇一一、八、二

（作者曾任嘉義市長、衛生署長、國家衛生研究院董事長、內政部長，現任中央選舉委員會主委）

推薦序二

永遠的科學家，打造二十年生醫榮景

成文是我台大醫學院的學弟，我比他高七屆，所以在學校念書時，兩人並未碰面。我們的認識得從一九八四年談起，那年我們同時當選中央研究院生物組的院士，當時生物組的海外院士們，正在籌備「生物醫學科學研究所」（生醫所）、及「分子生物科學研究所」（分生所）的設立，我也加入了籌備陣容。

剛巧，曹安邦院士在以色列舉辦「老人分子基因演變」國際學術研討會，我受邀演講「染色體破裂與年齡的關係」，曹院士同時也邀請了我當時在美國國家衛生研究院的前同事，時任美國威斯康辛大學癌症中心主任Dr. Paul P. Carbone（Director, Cancer Center, University of Wisconsin, USA）主講「老人與癌症」。我們茶敘時，談及國內癌症治療的不足，特別是國內常見的癌症，如肝癌、胃癌、鼻咽癌等，當時台灣並沒有癌症專科醫師制度的引進。Dr. Carbone的父親年輕時在大陸青島傳教，所以，他對華人並不陌生，並表示願意積極協助台灣建立腫瘤專科醫師制度。

回美國後，我便提出要將腫瘤專科醫師訓練，納入籌備中的生醫所計畫內，並希望生醫所籌備處開始運作時，專科醫師訓練也能同步進行。這個構想獲得了包括成文在內的余南庚、錢煦、艾世勛、何曼德等生物組院士的大力支持，因此，癌症籌劃小組很快地成立，接著就在美國華盛頓近郊巴爾德摩（Baltimore）港口的旅館，開了兩次會議，終於拍板定案，決定於一九八七年三月開始進行內科腫瘤專科醫師的訓練，由Dr. Carbone當計畫總主持人，以當時國內三大教學醫院台大、北榮、三總為基地，邀請美國的資深癌症專科醫師，多數來自於美國國家衛生研究院癌症研究所（NCI, NIH, USA），以每三個月輪流接力的方式來台授課，所需經費則由成文負責向衛生署與國科會極力爭取。就這樣我們開辦了兩屆共十三位學員的內科腫瘤專科醫師訓練計畫，這也是國內癌症專科醫師的濫觴。

癌症因所在位置不同，種類不同，治療方法也相異，需要有其他次專科的參與，在成文的全力支持下，我們陸續開辦了外科腫瘤、婦科腫瘤、及放射科腫瘤專科醫師訓練計畫，完備了台灣癌症專科醫師的培訓，這其中成文在背後大力的支持與推動功不可沒。

成文另一件對台灣醫藥衛生的重大貢獻，就是創建「國家衛生研究院」。書中詳載籌備初期勞心勞力的奔波、從滿懷希望到失望、從危機到轉機，最終到成立的曲折，這中間若不是有學術界與醫藥界長者的督促與勉勵，特別是時任衛生署長張博雅的全力支持，加上成文的執著與堅持，很難圓滿達成，這一頁歷史，寫來堅毅辛苦。成文在擔任國衛院院長期間，除了操持公務之外，仍不忘致力於癌症轉移的研究工作，並與台大楊泮池院長共同擔任國家型基因體肺腺癌計劃的主持人，這個計畫在醫藥衛生國家型計畫中可算是最成功的一個。成文自國衛院退休後，轉任陽明大學，致力於幹細胞的研究工作，相信不久的將來就可以有突破性的研究成果發表。

本書不但詳述了這些年來台灣生命科學的發展，也見證了癌症與感染症的發展歷程，更讓我們深深體認到，台灣未來生物醫學整體的發展，還是要靠我們自己才行。要了解一個時代頂尖菁英的典型，如何在他鄉建立了國際地位之後，卻毅然選擇回到家鄉重新開始，其中心路歷程的轉折及篳路藍縷的艱辛過程，在成文的個人傳記《生醫開拓手——吳成文》中已有深刻的描述，本書以台灣生醫研究發展的史觀著墨，有著更詳實的補遺記述。

成文在返國後建立了中研院的「生物醫學科學研究所」與「國家衛生研究院」這兩個國際水準的研究機構，為台灣的基礎醫學研究奠下基礎。為了延攬華人國際級的優秀人才返國服務，成文著實費了不少心血，多次赴美遊說，禮賢下士、三顧茅廬，終令得大家紛紛義無反顧地追隨他的腳步，放棄海外優渥的環境，返台貢獻一己之力以回饋故里，共創這近二十年的生醫榮景。

憶及當年許許多多跟我和成文一樣負笈他鄉的遊子，為了國家的發展及永續生存，在國家需要我們的時候，成文適時提供了一個報效國家的機會，正所謂取之於社會，用之於社會。「老兵」永不凋零，成文本身就是一個絕佳的寫照。

您絕對不能錯過本書！

彭汪嘉康

二〇一一、九、一於台北

（作者為中央研究院院士／評議員、台北醫學大學癌症生物與藥物研發博士學程主任、台北醫學大學癌症研究中心主任、萬芳醫學中心癌症中心主任、署立雙和醫院榮譽副院長兼癌症中心主任、臺北醫學大學附設醫院癌症醫院執行長、台灣癌症基金會副董事長）

推薦序三

見證一頁台灣生醫開拓史

一九八八年吳成文院士回台，利用年休假一年的時間，接替錢煦院士擔任中研院生物醫學科學研究所的籌備處主任，吳院士為台灣創造一個生命科學研究的沃土，幫助台灣生命科學研究落地生根，開拓有利於發展科學學術研究的環境。這一腔理念，讓吳院士拋棄在美國如日中天的研究事業，回到台灣定居。後來生醫所正式成所，吳院士擔任首任所長，短短七年之間，營造生醫所成為國內重要的生醫研究重鎮。我是吳院士於生醫所時代的第一位博士學生，與他如師生、如學術夥伴，同時也觀看了他為台灣創建學術環境的拼鬥。

吳院士回國後更創設國家衛生研究院。打造一個全新景觀的學術環境誠然不易，從無到有創建一個國際學術新機構更是艱難；吳院士是一場一場地拜會、一關一關地跨越、一步一步地堅持，方有今日竹南國衛院的壯闊院區，以及園區內新秀備出的研究人員。他全數傾注在台灣這一塊曾經學術風氣未盛的土壤上，今日，台灣的生物醫學研究已經足以與國際較勁，吳院士與他所率領的團隊對建制台灣生命科學研究環境，以及提振學術能力的貢獻，在國際學界人人皆知。

這一段為建造台灣生命科學研究環境的故事，在吳院士先前出版的《生醫開拓手——吳成文》已經約略述及，只可惜當年有許多遺珠之憾，這也就是為何會有此書的原因。本書的重點在於，詳盡地說明了吳院士引進國際學術制度進入台灣的始末。他常說，人才為學術的根本，但是要養育科學人才，必須建基於完善的學術制度及具體的作法，如引進具國際水準的學術審查來吸引卓越的研究計畫，藉以培育秀異的研究人才。吳院士在生醫所時代，已經精心規劃了學術的審查以及培育人才的制度，這一些建基打樁的工作，幫助陶成了新生代的科學家。

國衛院設立，以任務導向的學術研究為宗，旨於解決國人重大的醫病問題。國衛院針對國人好發的疾病，例如腫瘤，以及重要疾病，如感染症，甚而新興的研究領域如幹細胞、奈米醫學等，均宏觀地作為研究的標的。吳院士與這一群學術團隊，包括每一年風塵僕僕回台參與學術審查暨提供精闢意見的海外科學家，或是院內的研究同仁們，在吳院士這個總舵手的引領下，乘風破浪地駛往學術大海，滿載理想、滿艙抱負。

這本書最大的不同是，詳載了人、事、時、地、物的過程，無論是當時的時空背景、引進學術新制的動機、目的，甚而如何公平客觀的運作；以及建制學術制度對台灣現下生命科學學術環境的正面撞擊；而最重要的是，與他一起打拼的所有團隊的故事等；書中數十位人物的書寫，一直是吳院士心中的企盼。

他常說，生醫所的學術卓越、國衛院的研究角色，以及提供學術培育的出色成果，不是他個人能夠完成的，而是所有團隊的合作，與大家一心期盼台灣在國際學術舞台站起來的拼力，所成就的景觀。

以我來看，這本書不只是台灣生命科學發展過程的見證而已，一般讀者也可以在其中閱讀出一位成功人物百折不饒的奮鬥經驗，如一句最通俗的諺語說的「羅馬不是一天造成的」。歷史有許多前人耕耘的痕跡，歷史是今日成功的後援，台灣今日學術環境已日趨健全，當年以吳院士為首，所有參與者一步一腳印艱辛的歷程，絕對不能忘記。

非常高興能為吳院士寫這一篇序文，為吳院士對台灣生命科學打基下樁的歷史註上一筆。

楊泮池

（作者為中央研究院院士、台大醫學院院長）

自序

開創與傳承——台灣生命科學的永續發展

對我來說，當年回到台灣，的確是生涯的分水嶺。曾經遠離家鄉，一別二十三年，爾後回到家鄉，又是二十三年。兩個階段，歷程不同、情節殊異，唯一不變的是，一生在學術的大海中，從單純的求知渴望，到成為一位研究者，以及因緣際會進入學術行政的領域，加總起來，成為我生命中獨特的歷程與回憶。年過七十，更珍惜與感恩自己擁有如此的際遇。

當年，原本計畫利用年休假一年，與妻子陳映雪博士回台，建制中研院生醫所的學術研究環境，所秉持的為一份理想「初心」，希望生醫所成為國際一流的學術研究機構，並吸引秀異的科學家為台灣創造高水準的學術文化。

理想的實行是需要接受錘鍊的，為引進新的學術制度，以及建立公平專業的學術審查，必須改變國內學術界平頭主義的積習，因此我在生醫所時代已經遭受到無數的挑戰，那時尚在世的妻子映雪難免輕怨說，在美國我們的科學研究做得好好的，回來開創這麼多事情，還要受到莫名的指責，是否值得？

雖是這麼說，映雪一直是我的支持力量，如同當年生醫所的研究團隊一樣，無論任何狀況，大家一致同心，希望將台灣的生物醫學研究，推向世界的學術舞台。這一點生醫所做到了。我自一九八八年接任生醫所籌備處主任到生醫所正式成所擔任首任所長，短短幾年之間，生醫所的研究成果豐碩，台灣在國際的學術知名度快速拔升，身為與所內同事一起打拼的掌旗大兵，與有榮焉。那時，更堅定的信念是，只要國內的生醫界同心協力，台灣的科學學術研究一定能在強手寰伺的國際上站起來。

也是因為這一份信念，讓我又挑起了籌設國家衛生研究院的重責大任。一九九五年，心中縱有萬般不捨，為了創建國衛院，我離開生醫所，進行另一場學術生涯意外的奮戰。

這一趟旅程，更是驚濤駭浪，往往浪高於頂，艱難險阻難以盡述。這中間除了創立新機構的層疊關卡之外，還要以打帶跑的方式，在國衛院院區尚未建立之前，商借了國內七所大學、醫院和研究機構的研究空間，積極引進國際具知名度的學者專家，培育新生代的科學研究人才，以期快速啟動所規劃的學術研究，盼望在新世紀之初，得以迎頭趕上科學先進國家。

國衛院的任務為「解決國人重要醫藥問題，增進國人健康福祉」，這些目標國衛院在成立十年中做到了。於國衛院設立之後，一直到二〇〇四年搬遷至竹南院區，這期間，我國經歷過腸病毒的肆虐、SARS的風暴、禽流感的威脅等新興疾病的嚴峻挑釁，國衛院均在最快的時間內提出解決之道，幫助政府安定人心。這是國衛院學術團隊的具體作為之一而已。

二〇〇六年一月，我終於卸下了國衛院院長的行政重任，將近二十年的學術行政生涯，全是對家鄉的深情回饋，這時雙鬢已白。卸下行政職，回到最愛的生物醫學科學研究，還是如同年少時一樣的「初心」，希望藉助科學研究來探究生命的奧秘，進一步解決人類的健康問題，善盡一位學術研究者求知、求真，回饋人類福祉的情懷。這幾年，隨著實驗室研究的進展，心中有無限的快樂與滿足。

倒是身旁關心的師長以及同儕時常對我說，你回國之後，帶進了許多學術新制，創建了不同於以往的學術文化，改善了台灣的學術環境，這一段歷史的見證，一定要寫出來。

我相信凡走過，必留下痕跡。當年台灣的學術條件尚未健全，引進新制，難免撼動舊有傳統，篳路藍縷行來，的確艱辛備嚐。但是我認為這一段創建台灣生物醫學研究體制的歷史，卻是屬於大家的，沒有生醫所的團隊、國衛院的團隊，以及每一年風塵僕僕返台參與學術審查與研究的海外科學家們，這一段歷史難奏凱歌。

這一些痕跡在「整合性醫藥衛生科技計畫」中、在「腫瘤專科醫師訓練計畫」中、在「感染症專科醫師訓練計畫」中、在建立特聘研究員制度中、在組織多中心臨床試驗網絡中、在各場引進科學新知的學術研習會中、在設立各個研究群體中、在排除眾難取得國衛院永久院區的爭戰中，甚至在國會議場為捍衛科學研究經費與政治人物的折衝中，以及在燈火通明各個實驗室挑戰卓越的研究中……；如此多揮汗如雨的歷程，才能創造一頁學術歷史、陶塑一種學術文化、帶動一片學術的更新。

這一群敬守崗位，為學術理想攜手並進的研究人員與行政團隊，才是台灣生命科學得以煥然一新的真正英雄。

人生的際遇其實不是自己得以逆料的，當年不意回台，為了台灣的科學建制，擔起行政重擔，一腳踏入毫不熟悉的公部門體制運作中，感念的是，一路有團隊相伴，他們對台灣生命科學的繫念，以歲月、以智慧、以實際的行動來開疆拓土。流光雖無紋，但是昔日創造了今日，沒有他們，就沒有台灣今日的科學景觀。

這才是這本書的主要目的，書寫這群人投注鄉土的愛、記述曾經的足跡、記載默默奉獻的真正英雄，他們的每一吋足跡均牽引出台灣今日生醫科學的繁盛。

衷心祝福台灣生醫研究永續發展，攀登頂峰。

吳成文

飛躍20年

開創台灣生醫研究新紀元

目錄

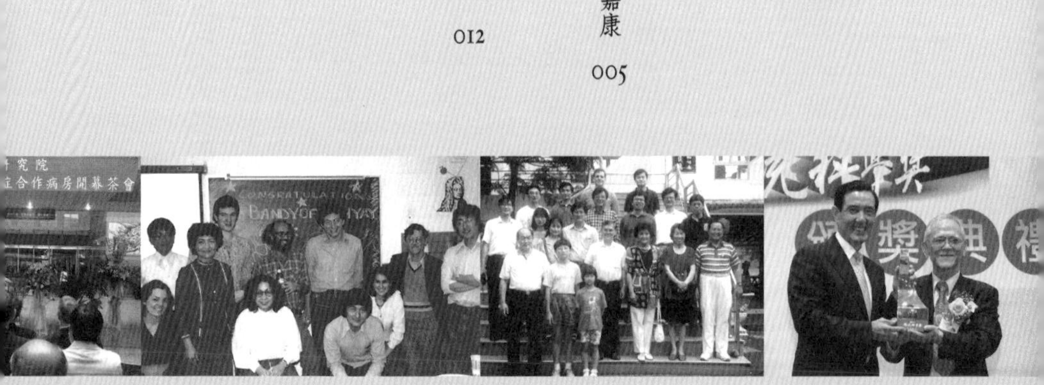

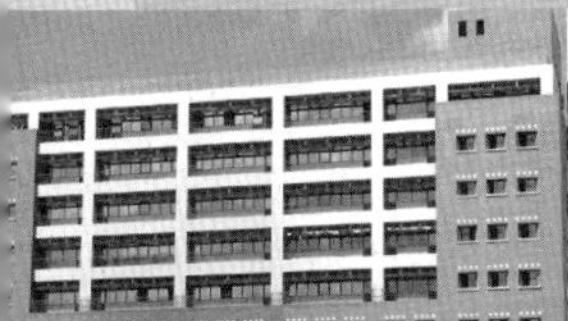
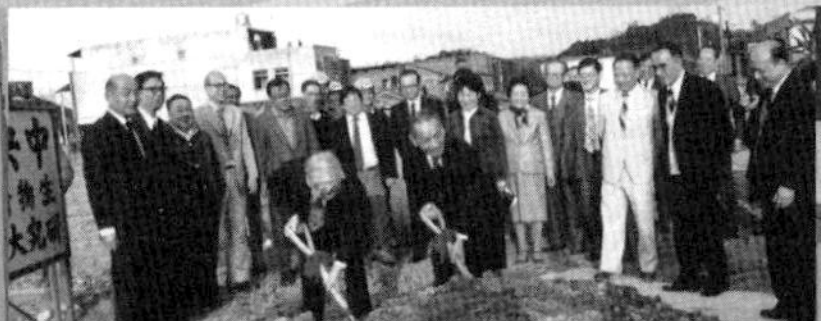
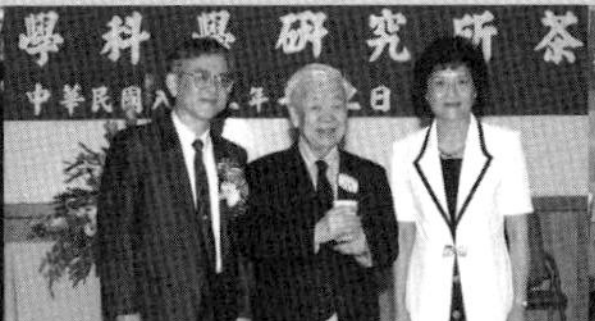
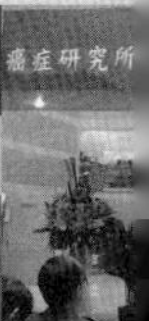

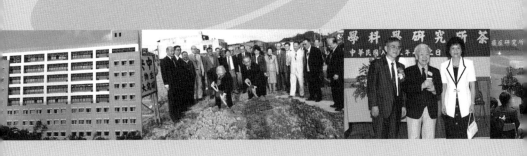

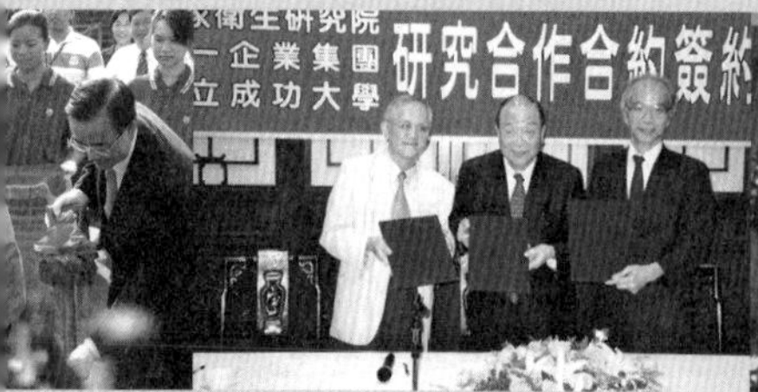
一企業集團
立成功大學
研究合作合約簽約

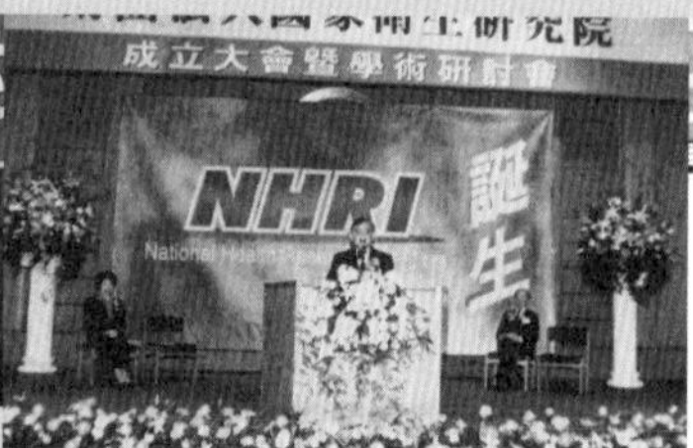
成立大會暨學術研討會
NHRI
誕生

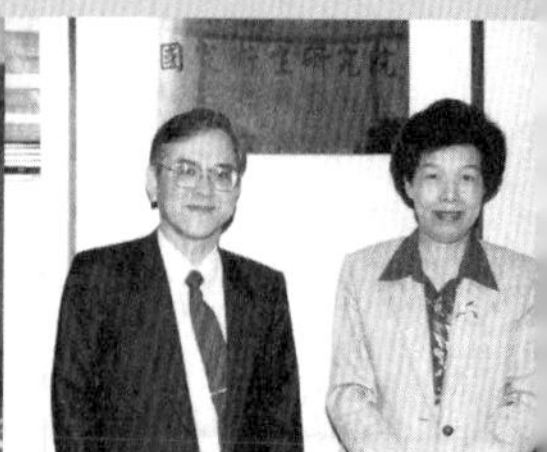

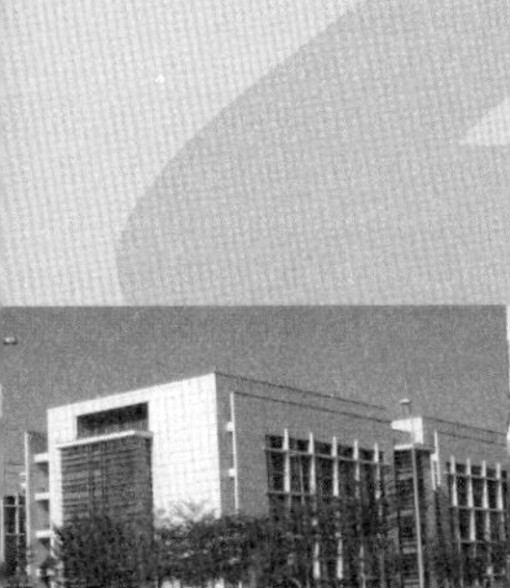
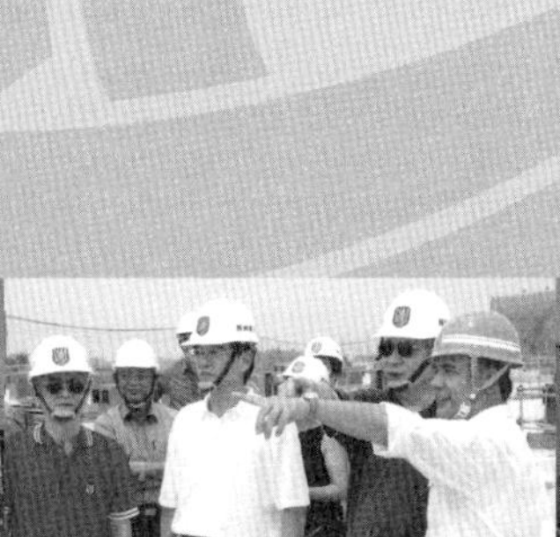
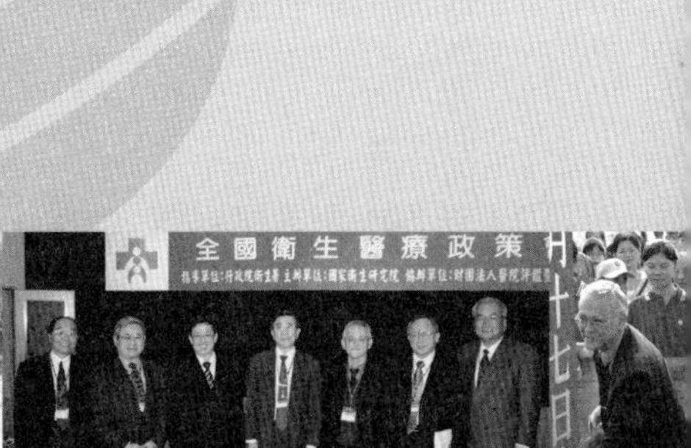
全國衛生醫療政策

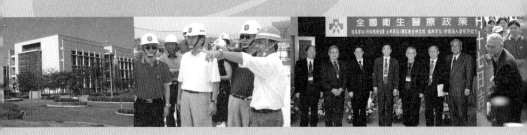

1 去國返鄉歲月長

灰白的頭髮，耳際旁掛上一副眼鏡，鏡片後炯炯的眼神略顯嚴肅，這是他平常工作的表情，如果不是臉露笑意，那威嚴的面容會令人望而生畏，所以每天一早上班，他都會主動地向辦公室的同事道早安。

在美國時，每天到實驗室秘書已經為他準備好熱騰騰的咖啡，他邊啜咖啡邊盤算整日工作的時間配置，一向忙碌所以也成習慣，幾乎是打帶跑的工作習性，一直延續到台灣來。

從一頭茂密的黑髮到十餘年後的白髮稀疏，吳成文常笑說，故也髮蒼蒼而視茫茫。歲月像是一把剪刀，剪出了高挑落致的額頭、一道道清晰可見的皺紋，以及說不出時而不舒適的腰酸背痛。

在美國的故舊同事、好友，每每覺得他回台灣所受的磨難與其堅毅的信念不成正比，不過一向將眼光放遠的他倒從不後悔所做的決定，當所有橫逆挑戰迎面而來，他也從不迴避。

細數十餘年來為家鄉戮盡心力，昔年偕同妻子映雪返鄉，兩人放棄在美國辛勤經營、如日中天的研究事業，帶著兩大貨櫃價值五百萬美金的實驗室器材，以及貯藏著二十餘年心血的研究論文、著作，與行履萬里參與學術會議的記錄、學生的畢業論述，還有那一箱箱累積家庭生涯記憶的相簿，全家於當年尚顯荒漠的南港落定下來。

髮鬢灰白十八年

一九八八年七月回國接下中研院生物醫學科學研究所（簡稱生醫所）籌備處主任乙職，原本計畫利用一年年休假的時間，將生醫所的研究基礎建制，接續錢煦院士之後規劃完善。吳成文和妻子將已申請到未來五年研究經費的實驗室，交給博士後研究人員及學生，雙雙聯袂返國。

當時的規劃是回台一年之後要回美國敘職。

因緣緒合與家鄉殷切的期待，使他留了下來。腳踏上成長的泥土，就像生了根一樣鑽土盤岩，這棵壯碩的科學大樹並不是移植自海外，而是落地萌芽成長在家鄉的土壤上。

中研院生醫所在他的手中成所，還興建了一棟新的研究大樓。國家衛生研究院（簡稱國衛院）從無到有，座落在新竹工業園區第四期的竹南基地，永久院區廣夏的三十二公頃，蓄積著前瞻二十餘年的宏觀視野，吳成文終於在他院長任內為國衛院矗立永久發展安身立命的家。

黑髮磨成斑駁灰白，歲月無情，一九九九年罹病的映雪撒手西歸，讓他又老了一圈，收拾殘縷悲懷，他依仍胸懷理想，堅定信念，魄力般地走著他歸鄉耕耘的科學道路。

現在，秘書為了健康不再煮咖啡，每日為他準備一杯清茶，或是飄著藥香的粉光蔘飲。他還是一張嚴肅的臉，不過相熟的同僚與秘書偶爾也會開他個小玩笑，這些同事從生醫所一路與之胼手胝足到國衛院，參與了他十餘年的堅持與奮鬥。

一九八八年回台年休假，擔任中研院生醫所籌備處主任；一九九四年生醫所正式自籌備處成立為研究所；一九九一年國衛院規劃小組成立，他身兼規劃小組及籌備處主任；一九九六年元月國衛院正式成立，他應邀以特聘研究員兼任創院院長，迄二〇〇〇年經評審後再續一任，到二〇〇五年劃下休止符。

年輪流轉，悠長十八載，一腔理想曲折，敘事難以簡約。

堅忍屹立不畏難

在中研院，他引進國際學術上的研究評鑑制度、規劃臨床研究中心、設立醫師研究獎助制度、推展腫瘤專科醫師培訓計畫、進行感染症專科醫師訓練、成立台灣癌症臨床研究合作組織。

他促進生命圖書館之整合、大力推動中研院生物科技基礎建制，以及協助特聘研究員制度的建立，自國外引進秀異的科學人才等等。這一系列的創舉，為國內醫學界的發展推波助瀾，激勵出科學新生態的景觀。

回國本著一份為家鄉開創科學競爭力的理念，因為是自己的家園所以不悔；科學發展需要長期耕耘，所以必須堅持；因為不悔與堅持，所以不畏橫逆與困難。

十餘年來一直在國外鼓勵他的科學家們如：錢煦院士、何曼德院士、彭汪嘉康院士、羅浩院士、鄭永齊院士、莊明哲院士、何潛院士、何英剛院士等等，對他回國之後台灣因為社會環境丕變，於推動基礎研究建制，所承受的困頓與搏鬥的堅韌，均放在眼裡。

錢煦院士就曾經說：「吳成文的忍耐與毅力決心，是一般人不容易做到的。」

一句話道出了十多年不退卻的努力，當竹南的季節風在國衛院的院區飆蕩之際，一座從無到有的書寫記錄，自中研院的生醫所開始，可以追溯到一九八三年。

生醫所的第一剷土

自剷下第一杓泥土開始，吳成文與中研院生醫所已種下耕耘的契機。

一九八三年十二月十二日台北的天空蔚藍，中研院生醫所的動土典禮在當年的院長吳大猷，以及為生醫所催生的余南庚院士的一劏土下（註一），宣佈動工。

吳成文立於人群中，在科學前輩之列他是一位熱心參與生醫所，以及中研院另一個籌畫成立的分子生物醫學科學研究所（簡稱分生所）的設所諮詢委員會委員，他負有海外科學家的延攬與國內新秀教育訓練之責，自一九八二年開始即風塵僕僕地在美國與台灣兩頭奔走。

領美國大學的薪水，一年中卻有大半時間穿梭過太平洋，為台灣的生物醫學研究擊鼓催生，樂而不疲。不過吳成文卻沒想過有朝一日真的回到家鄉，從那第一劏土開始，腳踏實地艱苦耕耘出台灣生物醫學的一片天。

返鄉之路，對異鄉遊子來說原是夢想的牽引，他在去國二十三年之後，緣於一片熱誠與期待，在為家鄉綿盡心力的盼望中，一步步地回歸故鄉之門。

中研院生醫所的籌建為一九八〇年由中研院生物組余南庚等二十一位院士，提出連署建立「生物醫學科學研究所」。

海外華裔科學家積極參與

一九六〇年代分子生物學興起，世界科學研究熱潮傳衍至細胞生物學，使得生物醫學整個改觀，直入生命科學的新世紀。當年在海外的科學前輩如余南庚院士、曹安邦院士等，目睹西方先進國家的科學突飛猛進，深覺台灣的科學發展必須加快腳程追上世界脈流，所以積極規劃籌設生醫所與分生所。

當院士會議通過生醫所的籌設之後，海外科學家們結合國內學者，成立設所諮詢委員會，疾馬催鞭為將成立的新研究所徵才。

一九八二年吳成文時任紐約州立大學石溪校區的講座教授，他實驗室的規模為全校之冠，包括博士後研究、研究助理共有三十餘位。

那時吳成文在世界科學界已具高知名度，他以生物物理、生物化學之方法，研究基因轉錄的分子機制，崛起於國際科學界，在長島石溪校區亦同時進行基因調控與癌症的研究，為生命科學的分子生物學第一代有著卓越研究成果的科學家。

隔年中研院院士會議亦通過分生所的設所事宜，曹安邦院士為設所諮詢委員會主任委員，當時曹院士在美國約翰霍金斯大學任教，為延攬人才，積極邀請在美具學術地位的華裔科學家共襄盛舉，參與分生所於海外徵才的工作。一九八二年吳成文應曹安邦院士之邀，正式成為分生所設所諮詢委員會之一員。

中研院分生所較生醫所的籌設晚一年，但在成立籌備處與積極尋訪人才上相當主動。分生所設所諮詢委員包括主任委員曹安邦院士、王倬院士、吳瑞院士、黃周汝吉院士、黃秉乾院士等。

利用年休假回國

吳成文參與第一次於巴爾德摩（Baltimore）的會議，這一次會議，邀請在美具知名度的華裔分子生物科學家與會，會中曹院士等人說明台灣發展生命科學基礎研究的雄心，以及中研院將成立新所，科學家們回台必能大展宏圖。他鼓勵大家返台，希望有人願意歸國擔任所長，承擔開創之重任。

吳成文在諸多科學家前是最年輕的一位，能為家鄉貢獻心力一直是他未竟的夢想。他當年出國讀書原也希望回台繼續研究的志業，然而所研究的科學領域非常先進，無法在台發展，才選擇留在他鄉。現在終於有機會為台灣匡建科學基石，而且與會的科學家前輩們也是熱血沸騰，更激起他埋藏已久的心念。

然而衡諸當時的情況，要找一位長期回台的科學家的確不易，所以吳成文建議：大家何不藉助美國大學每七年有一年的年休假時間，輪流回國擔任分生所的籌備處主任，待一切根基紮穩，研究的基礎規劃完善，分生所已略具規模之後，再尋訪一位卓越的科學家長期歸國將較為容易（註二）。一席話令大家點頭稱是。

第二次會議在波士頓哈佛大學任教的王倬院士家中舉行，幾乎所有的諮詢委員均在場，大家為了籌備處主任的人選煞費心思。

這次會議，將回國擔任籌備處主任的時間與人選排出，先是一九八六年的王倬院士，接下來是一九八七年黃周汝吉院士、一九八八年吳成文院士、一九八九年吳瑞院士（註三）。這種接力的方式，讓分生所的籌備雖然起步較生醫所晚，卻因此積極啟動。

在分生所籌備處主任事宜安排妥當之後，已經可以大張旗鼓對外徵才。

生醫所設所諮詢委員會的主任委員為蜚名國際的科學家余南庚院士，他是心臟科的權威，也是美國心臟醫學會的理事長，為生醫所得以設立的關鍵人物。在昔日威權時代，余院士常歸國為前總統蔣介石先生問診，因此當他極力奔走為生醫所設所事宜草綜之際，除中研院之外，也得到政府的大力支持。

生醫所設所諮詢委員會的科學家尚包括艾世勛院士（註四）、何曼德院士、錢煦院士、曹安邦院士、蔡作雍院士等。蔡作雍院士當時在台灣為籌建生醫所的建築事宜忙裡忙外，與余南庚院士並為生醫所國內、外一雙掌舵的推手。

錢煦院士首掌生醫所

當分生所在巴爾德摩召開第一次徵才會議之際，因為分生所設所諮詢委員會主任委員曹安邦院士，同是生醫所的諮詢委員，所以也邀請生醫所的錢煦院士過來，協助錢煦院士進行生醫所徵才。

吳成文與錢院士兩人是台大醫學院先後期畢業的校友，雖然在大學時期並不熟識，然在他鄉同樣熱情澎湃地思為台灣克盡心力，所以感覺特別投契。他與溫文儒雅的錢煦院士也因為兩所的創立，相互為濟，建立了二十多年的深刻情誼。

吳成文分享分生所諮詢委員以年休假方式接力回台，為台灣肇啟分生所籌備設所的構想。錢院士覺得這個建議不錯，回到紐約之後，與余南庚院士商討可以用同樣的方式來籌建生醫所。錢院士推薦熱心的吳成文，希望他也加入生醫所諮詢委員會，同時為生醫所徵才，余院士欣然同意。

這下子吳成文更忙碌了，不過他依舊是興致勃勃。一九八三年吳成文回台六次，幾乎每兩個月就回來一次，他成為實驗室學生口中的空中飛人。

一九八四年七月吳成文當選中央研究院生物組院士，為該組最年輕的院士，與他一起當選的另一位院士彭汪嘉康，當年是美國國家衛生研究院的資深研究員，也是生醫所在美國徵才的一位大將。

因為分生所徵才順利之故，生醫所設所諮詢委員會亦覺得必須覓得籌備處主任之後，方容易吸引海外科學家返台。

那時，主任委員余南庚院士有意願回台，但是在美的臨床及行政工作難以擱下，所以諮詢委員商請錢煦院士，也是利用年休假的方式回台擔任籌備處主任。有了錢院士的應允，生醫所的徵才工作開始順利起來。

意料之外的轉折

兩所諮詢委員會兼步併跑，規劃的時程為錢煦院士在一九八六年七月返台，擔任生醫所籌備處主任。諮詢委員會的科學家們，競相投入為台灣建制基礎醫學科學研究而努力，這股熱潮自然流衍到思鄉的遊子，於是兩所的徵才順暢起來，願意返鄉的科學家們也一心期待回國做研究。

一九八六年初，生醫所諮詢委員會在紐約開會，錢院士與諮詢委員們必須規劃回國之後的諸多協調、研究等事項，因之除了諮詢委員外，也包括計畫回國進行研究的科學家如鄭永齊、李文華、潘玉華等。

開會前一天，在會前會時，余南庚院士頗有所感地表示，他計畫回國主持生醫所。余院士是海外科學家生醫界的泰斗，如果余院士計畫歸國，即表示生醫所無須採用科學家接力返台的方式，錢院士就可以取消原先計畫在七月開始的年休假。

第二天開會時，余院士宣布，他願意回台。錢院士自是支持。然而當與會的科學家們詢及余院士何時返台，余院士表示，他一年至多只有三個月在台灣。這的確與大家的期待不一致，因為回台的年輕學者還是希望能有長期帶領生醫所發展的科學前輩在台坐鎮，讓大家能夠專神戮力、心無旁騖地做研究。

吳成文知道他們的心情，在台下乾著急，擔心如此一來，會影響大家回台的決定。從一九八二年兩所設所諮詢委員會成立，幾乎每個月委員們飛越過半個美國集合在一起，磋商、討論，為了台灣未來的科學發展勞神苦思，好不容易即將拍板落定，現在生醫所恐有功虧一簣的疑慮。吳成文想著，這對余院士回台的一片心意，反而不美。

他做事積極，會後打電話確認大家心中所想，果不其然，多數人表示將再考慮返台之行。這的確棘手之至，吳成文想著必須及早解決。

為了台灣的科學發展，也為了不辜負所有人的期待，吳成文硬著頭皮向余院士報告他得知的狀況，建議余院士長期留台，否則徵才事宜將功敗垂成。

余院士相當吃驚，為此，也一一打電話給原先計畫返國之人，方知吳成文帶來的消息正確，但是他又無法全數支開美國的工作，想著錢院士原先計畫回台一年，這時不知是否有可能維持原議？為求圓滿，余院士請吳成文傳達再次邀請錢院士返台之意。

因緣際會到生醫所

但是錢院士原計畫在七月的年休假已經取消了，這時恐怕不易重新安排，錢院士說明他的難處。吳成文說服道：「我們努力那麼久，好不容易水到渠成，如果您不回去，所有的人都會散掉，非常可惜。」錢院士想了一下，說：「現在時間很短，如果我回去，大概可以待一年半，我回去打基礎，你在美國替我找人，一年半後，你來接替我擔任生醫所籌備處主任。」

吳成文告知已經答應分生所在一九八八年回台接籌備處主任，無法到生醫所，但錢院士表示由他來解決問題，只要吳成文答應，他可以在一九八七年的一月回台。

這幾年除了分生所之外，他與錢煦院士同時為生醫所規劃年輕學者的訓練，對生醫所的事務也略知一二，在當時的狀況下，他亦有心為生醫所戮力。不過，他從未預知，一九八八年回國之後，就此為台灣培育生物醫學的苗圃，埋頭深耕（註五）。

註釋

註一：故中研院吳大猷院長歿於二〇〇〇年。余南庚院士歿於一九九一年。

註二：相關資訊可參照天下文化出版之《生醫開拓手——吳成文》乙書。

註三：吳瑞院士二〇〇八年歿於美國寓所。

註四：艾世勛院士歿於一九九九年。以上諸位科學家均已老成凋謝，而不論其在國內或是海外，為我國生物醫學科學基礎建制的貢獻，均值得一書，且令人感念。

註五：本書旨於與天下文化出版的《生醫開拓手——吳成文》相互補遺，其中有些資訊與該書部份重疊，唯本書之重點為吳成文院士創建中研院生醫所以及國衛院，在學術上開創的意義，與對台灣生物醫學界的影響，與《生醫開拓手——吳成文》其純為個人傳記不同。

台灣自上一世紀八〇年代開始，由政府領軍、國內外諸多科學家共同戮力於生物醫學基礎科學發展，這一段歷史為如同與吳成文院士一樣，是許多科學家的心血結晶，為之記，也向所有參與台灣生物醫學科學發展建制的科學前輩們致敬。

2 齊心協力籌謀台灣科學發展

當年他們大多利用週末時間在機場飯店開會，最常選擇在紐約拉瓜迪亞（Laguadia）機場旁的假日飯店（Holiday Inn）見面。

只見星期五晚上科學家們（諮詢委員）自美國各地飛來，當夜即開始研商，為次日的徵才工作預作準備。週末就是一整天的應徵面談，星期天則又是諮詢委員開會的時間，他們一一揀選最合適、最具有潛力的年輕人，並為下一次的會議預排時間。

會議結束後，趕搭晚上的飛機回到美國各自的家中。這群熱心的科學家利用週末休息時間，為台灣未來的科學發展運幄籌謀，滿腔遊子回饋家鄉的情懷。

為了讓吳成文一九八八年到生醫所，還是費了一番功夫。

首先是余南庚院士與錢煦院士兩人親自拜會分生所諮詢委員會，商請同意吳成文到生醫所來。分生所同意之後，就為籌備處主任調度人手，首由吳瑞院士提早在一九八八年回國，再請來何潛院士於一九八九年接替吳瑞院士。如此大費周章，吳成文方得在一九八八年七月回國接任生醫所籌備處主任。

錢煦院士草創開拓

一九八七年元月錢煦院士回台，擔任生醫所籌備處主任。之前已在生醫所開疆闢土的有蔡作雍、李小媛、高閬仙、趙麗洋等人，而與錢煦院士一起返國的有于重元、黃銳光、王寧、鄭永齊與Luis Natter等人。那時的研究範疇分為癌症、心臟血管、神經科學等三大方向。

當年生醫所第一棟大樓在蔡作雍院士規劃興建下剛剛完成，錢院士於百舉待興的草創期回來，為台灣的生物醫學研究帶來激勵，具有開拓的意義，功不可沒。

吳成文亦是不得閒，在國外積極進行徵才的工作，透過他在美國科學界的人脈與聲望，集結一群優秀的科學家。因為吳成文住在紐約的長島，那一年他在紐約拉瓜迪亞機場旁的飯店，開了六次的學術座談會，除了邀請學人返國之外，尚討論具有發展潛力的研究議題，每一次座談會均有一、二十位左右的科學家參與。

生醫所在籌備之始，國內外的諮詢委員會分為心臟血管小組、癌症小組、感染症小組。此外在科學研究且區分三個層面；一、分子：如微生物、遺傳學、生物化學、免疫學等；二、系統：如正常與異常之型態、生理、病理、藥理；三、整體規劃方面，如公共衛生、流行病學及臨床醫學研究等。

以今日觀之，其分類已有著當代生命科學的雛形，吳成文在紐約的工作除了廣招人才之外，另一個重要的任務即是與錢院士兩相呼應，進行研究範疇與方向的思索，以及研究計畫的規劃。

以研究計畫勝出徵才

根據學術諮詢委員會對生醫所研究範疇與規劃的大方向，吳成文採取以計畫為前導的徵才，稱之為計畫導向的徵才（Programmatic Recruitment）。例如生醫所籌備處已經規劃包含癌症、神經科學、心臟血管、感染症等研究方向，吳成文針對該範疇在美尋找研究卓越的華裔學者，齊聚一堂，以學術座談會的方式廣邀高手。

在會議的第一天，吳成文向大家說明台灣科技政策最新的發展，表明政府大力支持生醫所的設置，以及研究經費充裕等等。

緊接著他請與會的科學家提出在美國做研究這許多年，有哪些研究題目具有發展潛力與前瞻性，但是在美國不易進行，且這些研究適合台灣未來的科學發展，同時具有國際競爭力者。

如此話鋒一轉，與會的學人自是興致高昂，競相發言。幾乎每個人都會提出各自理想中的研究計畫。

因為每一次會議的規劃，都朝向同一個研究領域，邀來的學者不是該範疇的新秀、就是拔萃人物，於是老幹新枝各擅長才，當日的會議就在熱烈發言、盡情討論中，擷取了諸多尚未琢磨的研究瑰寶。

隔日，逐項切磋昨日提出的研究構思是否可行？又，誰有該方面的專長？該研究計畫，應如何開始？如何進行？其中若是涉及時間與人力，那麼，是以一個群體計畫方式完成？或是採分批接力，由所需專長的每個人依序回國進行？如此細細琢磨、篩選，完整的研究計畫呼之欲出。

時至傍晚，剛出爐的研究規劃已經相當完整，同時已可安排誰能長期回國執行計畫，誰將短期回來幫忙等事宜。

經過充分的交流與討論，與會的學者都相信這些研究不僅對台灣的學術發展有利，更可以挑戰自己的學術理想。卓越的研究計畫自然可以吸引秀異的科學人，以研究計畫導入人才，也讓吳成文的徵才十分順利。

生醫所英才齊聚

這一年吳成文與錢院士內外呼應、密切合作，一年下來已經收集五、六個研究計畫，一個研究計畫若是有五個人參與，五個研究計畫加總起來就有三十個人。這是生醫所在啟始之初，即有三十餘位科學家返國的緣由。

這一年錢院士在生醫所幾乎是日以繼夜地工作，與吳成文兩人傳真、電話不斷。當時生醫所以錢院士為號召、分生所則是王倬院士領軍，兩所的研究團隊不眠不休，向心力、戰鬥力極為充沛。

錢院士第一年就把生醫所的研究氛圍建立起來，生醫所一片欣欣向榮。一年半之後，吳成文回台接任第二任籌備處主任，在此之前或稍後回國的PI（principle investigator，研究計畫主持人）已經有三十餘人。有了這些研究計畫的靈魂人物，與接續參與研究的博士後研究、研究助理等，生醫所已有二百餘人。

這時生醫所的研究人才與議題包括：錢煦、陳錦澤、邱輝鐘、王寧團隊的心臟血管；趙麗洋、黃銳光、楊晉昱研究的前列腺素及白三稀素；神經科學有蔡作雍、李小媛、潘奇妙；癌症及病毒有鄭永齊、何國傑、林欽塘、黃英星、于重元；細胞生物及免疫學包括謝廣美、高閬仙、劉珮珊、林欣、葉明陽、楊泮池；流行病學與公共衛生是陳建仁、劉武哲、潘文涵等。

除了上述的研究範疇之外，一些隨著吳成文新到任PI的研究計畫，例如基因調控與癌症研究，有：吳成文、陳映雪、楊文光、徐明達等；分子與遺傳毒理學為李德章、陳映雪、謝武雄；分子寄生蟲學則有王正中、李旭東、戴榮湘、高振中等。真是各方英才齊聚，有矢在弓弦，萬箭待發之勢。

錢煦院士領導能力傑出

錢院士於生醫所一年半辛勤的工作，幹練的行政能力令生醫所的同仁，以及國外的科學家們耳目一新，方知錢院士除了科學成就，行政領導能力亦是傑出，所以非常期待錢院士能長期留任。

吳成文瞭解錢院士心繫台灣，有留下來的意願，所以於一九八七年初返回生醫所之前，在紐約召開諮詢委員會，會中主要的議題就是敦請錢院士考量長留台灣。但是當夜錢院士自台趕到美國，向諮詢委員表示因為已經接受聖地牙哥大學的新職，以及家庭考量，無法留任。

當時吳成文在美國徵才時，並沒有用心尋找可以接續他當籌備處主任的人選，這是因為他確知生醫所在錢院士領導之下，朝氣蓬勃，大家向心力極強，所以期待錢院士能夠留在台灣。

在這同時，他也接獲康乃爾大學之邀，計畫在年休假一年之後回美，接任康大醫學院生化及藥理系系主任乙職。但因為生醫所一直沒有覓得續任的適合人選，伏下一年之後吳成文留台的遠因。

籌謀生醫所新建大樓

回國之後，他再度細心規劃生醫所的研究範疇，有細胞生物學、結構生物學、公共衛生、心臟血管、分子寄生蟲學等。研究小組的PI均是一時之選，生醫所幾乎是二十四小時燈火通明，大家工作得非常起勁。

吳成文建立溝通機制與每位PI定期細談，瞭解其研究的進程，提供建議，以及積極解決實驗室中亟待改善的錙銖細瑣，務令研究人員在舒適、自由的環境中專心工作。同時定期開所務會議，討論所內的研究進度，並設法改進研究環境與制度，來解決各種遭遇的問題。

除了研究人員之外，他還安排固定時間跟研究助理開會。在實驗室中研究助理與PI是工作核心團隊，吳成文認為除了PI的研究創意與勞力之外，研究助理的素質以及用心與否，更是研究成果成功的因素，所以他常在會議中肯定與鼓勵研究助理。

吳成文在回國半年之後即已感覺生醫所方新建的研究大樓，不久就會不敷使用，這時生醫所已經有三百多人，在還是籌備處的當下，儼然已成為中研院最大的所。吳成文思索，如果生醫所要繼續發展，一定要先解決空間的問題。

在吳成文回台半年之後，已經開始籌謀生醫所另一棟大樓的興建計畫了。事實上，蔡作雍院士在興建生醫所大樓時，就已預見未來可能的需求，所以地基打得特別深，做將來有需求時可從六樓加高到十樓。可是吳成文覺得原大樓已在使用，如要加高，工程勢必干擾研究工作，尤其會影響到需要精密儀器的研究，所以向鄰近的動物所交涉，要到位於生醫所大樓旁的一塊土地，另建新大樓。計畫提出中研院通過之後，案件陳到行政院當年主掌科技的政務委員沈君山手中。

吳成文與沈君山已是舊識，早在吳成文未回國之前，他即常回台灣，除為生醫所、分生所尋找博士前、博士後研究之外，亦受邀到大學演講。

在沈君山任清華大學理學院院長時，曾邀請吳成文到清華演講，當時沈君山還與吳成文討論清華成立生命科學研究所事宜，吳成文當下隨即推薦即將回國的王倬院士擔任學術委員會召集人。

一段與分生所的小插曲

其實，在一九八六年王倬院士回台之前，吳成文還當過大約兩、三個月分生所的籌備處主任。

這故事說來是有典故的。那時他同是生醫所與分生所的設所諮詢委員，同樣負責教育訓練的工作，在王倬院士未回國出任分生所籌備處主任之前，國內是由郭宗德院士負責建築、籌備等事宜。後郭院士因故去職，這時院方任命林耀輝教授擔任籌備處主任，並等待王倬院士接任。分生所的規劃原本由國外的諮詢委員負責決策，國內的籌備處執行。郭院士離開之後，林耀輝教授大家都不熟識，國內外的決策與執行出現難以銜接的現象，而王倬院士再過兩、三個月就要回國，諮詢委員會急得跳腳，擔心交接過程會產生鴻溝。

當曹安邦院士於會議之際，提出分生所籌備處國內外無法緊密互動的問題之時，巧的是，吳成文居然認識林耀輝教授，且與林教授的老家同在萬華，兩人自小即相熟。這溝通的擔子又落在吳成文身上，諮詢委員希望吳成文能與林耀輝教授達成共識，暢通國內外的互動關係。

吳成文再次回國，林耀輝教授接機。其實臨危授命的林教授對分生所的事務並不熟悉，也正擔心將來如何與王倬院士順暢地交接，希望吳成文幫忙。

有了這個共識，隔日，吳成文面見院長吳大猷，詳述國內外現階段的憂慮，吳大猷院長當下決定由吳成文擔任分生所籌備處主任，直到王倬院士回國。所以，吳成文曾經擔任短時間的分生所籌備處主任，不過，這樁事知道的人並不多。

沈君山的建議

因為有分生所的這段典故，當沈君山請吳成文到清大演講，吳成文建議沈君山與國內的其他學術機構合作，如分生所等；未來，清大在設立生命科學研究所之際，必可壯大其學術陣容。

爾後，王倬院士自哈佛大學回國，亦積極推動兩所之學術合作，清華大學且將學生送到分生所；當年清大更打出「何必到哈佛」的學術口號，吸引不少優秀的學生報考清大。吳成文也因為如此，與沈君山有所交誼。

生醫所新大樓的計畫，到沈君山手中，他特別到生醫所，除了與吳成文會晤之外，更走訪多位研究人員，瞭解其研究狀況以及回台的理想。沈君山支持生醫所再興建第二棟研究大樓，但也有一份隱憂，擔心吳成文若是回美，將對生醫所的PI有著相當大的衝擊，他判斷，生醫所PI的向心力以及留在台灣的意願，必會受影響。

沈君山自己亦是學者，瞭解學術領導的重要性，所以建議行政院同意生醫所興建第二大樓，但前提是吳成文必須留任（註）。行政院批准興建的生醫所新大樓，本來是與舊大樓等高的六層樓，但是吳成文精算之後認為以目前發展的速度，五年後新大樓的空間也將充滿，長遠之計，必須預備未來發展的空間。所以向行政院提出變動計畫，在不增加建築預算下增加空間，蓋成十層大樓，先使用六層，其他四層先放置不用，做為未來發展之需。這有遠見的規劃，最後也得到行政院的支持。這也可以看出，吳成文的去留與生醫所新大樓的興建，有著依存的關係。

註釋

註：沈君山教授於二〇〇七年三度中風，現正長期照護中。當年吳成文與多位科學家得以留台，有諸多促因，如沈君山教授的建議即是其一。今日，台灣生物醫學科學有此景觀，為群策群力的成果，過程中的痕跡是許多人的心血。

3 人才資源為學術根本

吳成文回台擔任生醫所籌備處主任，為利用美國年休假一年的時間，當時並沒有長留的規劃。

他在美國的實驗室中有三個重要的研究計畫在進行，其中還有一個是美國國家衛生研究院，新年度核撥預算的五年研究計畫。實驗室中有三十多個研究人員，除了研究助理、博士後研究員，還有正在撰寫論文的博士班學生。學術研究是持續的，無論是研究計畫或是實驗室等，無法說停止就停止。

生醫所研究人員的期待

而在吳成文臨近回美的前半年，又發生一個意料之外的狀況。生醫所三十餘位PI一起面見吳大猷院長，表示明確的態度說：吳所長留下，他們也留下，吳所長離開回美，他們就會離開。

現在吳成文的決定將影響到PI的去留，吳大猷院長必須親自解決這個難題。吳大猷安排一場晚宴，赴宴的咸是當年醫界大老，有吳成文的老師宋瑞樓、李鎮源（註一）兩位院士，以及時任榮總院長的羅光瑞、陽明醫學院（當時尚未改制為大學）的兩任校長韓紹華校長、于俊校長等人。醫界耆老都希望吳成文留下來，為台灣生物醫學研究發展奠定基石，同時為醫界的學術合作開展新局。

國內希望他留下的聲浪未了，國外的院士們有錢煦、黃周汝吉、黃秉乾、彭汪嘉康、何曼德等，也都希望吳成文留下來。他們甚至召開諮詢委員會議，共同投票，其中尚包括主任委員余南庚院士。

那時余南庚院士已經退休亦計畫回國，他催生生醫所，本有親自擔任籌備處主任的意願，但目睹生醫所的發展蒸蒸日上，想自己年事已高，再難承擔設所的重任，所以也支持吳成文留任。

萬般期待都需回應、研究計畫必須繼續進行、PI波動的心緒勢得撫平、生醫所新建大樓的規劃箭在弦上，所有的震盪與效應，是吳成文初回台時逆料不及的。

這當刻正值紐約州立大學長島石溪校區的校長馬博格（John Marburger）來訪。馬博格校長是一位知名的科學家，在長島石溪校區校長卸任之後，擔任過布魯克海文（Brook Heaven）國家實驗室的董事長，以及老布希總統的白宮科技顧問，在美科學界極被尊崇。一九八八年夏季他到香港參加會議，吳成文順便邀校長到中研院參訪，校長欣然應允，來訪之時除參觀生醫所之外，特地去拜會院長吳大猷。

沒想到吳大猷院長這時向馬博格提及希望吳成文長留台灣，並且將吳成文現在面臨最重要的難題包括：中研院的薪水無法支持吳成文三個兒女在美國念大學以及中學的學費，且依紐約州立大學的規定，吳成文在年休假之後必須返美敘職等問題，請教馬校長應如何解決。

出乎意料之外的是，馬校長居然一口答應讓吳成文留在台灣。

決定長留台灣，背水一戰

馬校長說，紐約州立大學石溪校區有這麼一位卓越的教授，到亞洲來發展如此具規模的研究所，是學校的光榮，有關年休假之後的所有問題由他來克服，而中研院與石溪校區可以用國際學術合作的方式，彼此支援學術計畫，讓吳成文留在中研院，至於薪水他也應允讓吳成文由紐約州立大學留職留薪，在台灣長期執行此一有意義的國際學術合作計畫（註二）。

此時，吳成文感到為了台灣生醫研究的提升、為了生醫所的發展、為了吳大猷院長、為了國內外醫界前輩的期許，以及馬博格校長的支持與生醫所同仁殷切的企盼，也因為自己的鄉土之情，他終於下了一個極端困難的決定：長留台灣。

吳成文知道，如果考慮個人的學術研究以及家庭生活，他應留在美國，他回國只有一個目的，致力於提升台灣的生物醫學研究水準。可是這不是他一個人可以完成的，他必須有一個堅強的學術團隊，也必須從國外延攬更多優秀的研究人才參與，假使接受紐約大學的留職留薪，未來將如何說服其他人回國來中研院生醫所？

最後吳成文又下了一個困難的決定，他必須辭去美國的教職，背水一戰。

當他把這個決定告訴吳大猷院長時，吳院長深受感動，馬上去晉見當時的李登輝總統，請求協助。李總統也立即下令行政院，由行政院通過一個醫學講座教授的專案，由國科會基金提撥彈性的薪資，來延聘國外傑出的醫學專家回國在中研院任職。吳成文是第一個台灣的特聘醫學講座教授，雖說薪資較有彈性，可是比起他在紐約州立大學的薪水，也只有半數，不過可解決他子女在美的教育問題。

爾後，此特聘講座教授專案，也延攬了多位國外傑出學者返台在生醫所以及分生所擔任重要職務，使這兩所成為台灣早期生醫發展最重要的兩個研究所。

當年他是第一位放棄國外高薪以及諸多機會，回台定居的院士。他更感激生醫所的PI，願意與他一起戮力打拼。

那時留下來的科學家包括：于重元、李德章、李旭東、戴榮湘、唐堂、黃太煌、趙麗洋、徐明達、楊文光、王寧、鄭泰安、潘奇妙、陳榮楷、陳建仁等，這一群科學前鋒日後在各個學術機構，均發揮最佳的前導作用，台灣生命科學的發展與之綢繆相連（註三）。

發現留學生申請學校問題

科學發展人才的養成至為重要，吳成文雖自國外引進科學家回國，但是要紮根學術，需積極培育國內人才。其實，吳成文在美國時已經關注到台灣科學人力的養成問題。

他在石溪校區擔任講座教授之際，非常注意台灣來的留學生，那時他每年都會宴請台灣在石溪的留學生到家中來，一方面瞭解他們的學習情況，再方面提供必要的協助。

爾後他又擔任石溪校區國外研究生委員會的主任委員，為學校遴選優秀的國外留學生。久而久之，許多台灣計畫來美留學的同學也會跟他聯絡，打探美國學校的情形。

過去二、三十年，台灣每年有將近三、四千人出國留學，其中大部分都是到美國，而且多數的學生畢業之後留在美國，回國的多為公費留學生。一般來說，美國的教授無法瞭解台灣學生的成績，因為雙方學制不同無法比較，那幾年又傳出台灣的學生因事先得知托福測驗題目，故而在托福或是GRE考試的分數非常高，但來美之後學習成績卻未必理想的情況。

這更讓美國教授疑惑，不知如何測試來申請學校的台灣學生的程度。同時，在美國申請學校，學生所提供大學教授的介紹信，佔有非常重要的影響。

吳成文在石溪時已經發現，台灣學生教授的推薦信幾乎是千篇一律。那是因為早期台灣的教授或因為學制相異，不瞭解美國教授對介紹信的重視程度；或是因為英文不一定很好，把學生自參考書抄來的介紹信不曾仔細閱讀就簽字。這些介紹信往往造成美國教授在選學生時的困擾，有時乾脆放棄台灣學生的申請。

吳成文就曾經接獲一位杜克大學（Duke University）教授的來電詢問：為什麼會接到兩位來申請學校的台灣學生，其介紹信居然一模一樣？另一位耶魯大學的教授也曾來電問他：他收到一位台灣學生的教授介紹信，只有一行，可是這位學生的成績，包括在校成績、托福、GRE分數都非常高，這到底是怎麼回事？

連他自己審核台灣學生的介紹信都有類似問題，可以想見其他美國教授的困擾了。

為留學生申請優秀學府

日後吳成文參與分生所以及生醫所的籌設工作，有機會常回台，並把這些現象告知教育部。

教育部為國際文教處辦理留學生出國事宜，覺得茲事體大，必須修正。之後商請吳成文輔導學生申請學校時應注意的事項，並為公費留學生寫介紹信。於是吳成文就利用每次回國之時，為這些即將出國的學生，進行申請學校前之諮詢。所採取的方式為在公費留學放榜之後，他逐一與每一位與生命科學有關的公費留學生晤談，幫助他們認識美國的優秀名校，同時幫助他們選校，然後自己親自寫介紹信，為這些學生鋪路。

由於吳成文推薦的學生都是經過自己先行篩選過的，所以在各個學校的表現俱佳，爾後演變成一種習慣，每年都會有他校的教授來電，要吳成文推薦台灣學生到其實驗室中。他儼然成為生命科學領域台灣留學生的資訊窗口。

回台之後，吳成文常應邀到美國各大學演講，或藉赴美參加研討會之便，為台灣成立的生醫所與分生所事宜傳播信息、徵才。有一次吳成文到哈佛演講，有五、六位台灣的研究生來聽演講，會後特別謝謝他，當年因為有他的介紹信得以到如此優秀的學校進修，這些研究生亦計畫畢業後返台回饋所學。

眼前是未來充滿希望的莘莘學子，這些學生將來會是科學傳承的種子，吳成文心中洋溢欣慰。

回台希望養成國內人才

人才養成為發展科學的根苗，無論是國外人才的延攬或是國內人才的培育，必須要有長遠的眼光與激勵的方式，才能吸引優秀的人力加入科學研究領域。因為曾經參與學生出國留學的諸多事宜，促使吳成文思考應如何將國內外的人才接軌，為台灣尚待開墾的科學土壤撒種播籽。

於生醫所發展的初期，引進於海外已經具有成就的科學家回台是必要的方式，藉由這些資深、有國際經驗，以及擁有學術地位的科學家結合國內學者，孕育新生代的科學人才，同時與國內大學合作，共同訓練研究生，如此一步一步的精耕，方能陶養出本土的秀異人才。

這是吳成文回台二十多年來一直不懈的努力，他知道人才的培育非一朝一夕，尤其是基礎醫學研究的人力，更需要長期精耕，所以日後生醫所以及國衛院有諸多的建制，即是針對國內學術人力的養成，為我國生物醫學育苗紮根。

註釋

註一：李鎮源院士歿於二〇〇一年。

註二、三：為保留吳成文當時幫助其長留台灣事件的完整性，本文部份與《生醫開拓手——吳成文》乙書相同。

4 學術評鑑激勵卓越研究

決定長期留任，吳成文對生醫所的期待是極力追求學術卓越。首先是生醫所的研究工作，經過錢院士一年半在生醫所經營出的研究規模，吳成文再接再厲，引進將近三十多位優異的科學家返台，依科學家的專長與設所諮詢委員會的規劃，以及審核過的研究計畫來分工。

然研究必須合乎台灣長期的需要，以及具備世界的競爭力，所以吳成文與諮詢委員們詳細討論之後，將生醫所的研究範疇區分為七個研究組。

這七個研究組分別為：心臟血管研究組、感染症研究組、癌症研究組、神經科學研究組、公共衛生與流行病學研究組、結構生物學研究組、臨床癌症研究組。研究組的成立，除促進共同研究興趣的研究人員加強合作之外，亦鼓勵各研究組具原創性的發展，期能在良性的競爭中脫穎而出。

生醫所學術研究亮眼

學術論文在國際知名期刊發表為檢測學術研究的指標之一。從一九八八年吳成文接下生醫所籌備處主任到一九九一年十一月，在國際著名期刊發表的學術論文達二一九篇、國際學術研討會出版的學術論文為五十八篇、於一九九一年當年投稿尚未刊出的計有三十七篇，如此亮眼的學術成績，對一個由零起步，初創的研究所來說，實屬難得。

台灣學術研究發展在國際的知名度大大提昇。曾以經濟奇蹟讓世人瞠目的蕞爾小島，於科學成就也是一路急起直追，在國際學術舞台打開了科學的知名度。這段學術研究拓墾的時期，中研院生醫所以及分生所扮演著極重要的角色。

生醫所與分生所能在短期間之內，有著亮眼的學術成績，與吳成文如此國際重量級學者回台之後的學術基礎建設有關，其中更值得一提的是國際學術研究評鑑與同儕學術評鑑（Research Review & Peer Review System）。

引進學術研究評審制度

吳成文在國內開創出許多新制，例如他是國內第一個收博士後研究的實驗室。他也訓練博士生在畢業之後進入學術領域，以及早儲備科學人才。他回國之後，原先在美國慕名進入他實驗室的博士後研究人員，也同意跟著他到台灣來加入生醫所實驗室的工作，於是國外的學者亦成為生醫所的生力軍。

吳成文更引進國外卓越的科學家來台，進行深入而客觀的評鑑，他希望藉助公正與嚴謹的學術評鑑新制，強力提振我國的學術研究實力。

檢覈學術水準的方式有很多種，例如前面提及的學術論文在知名期刊發表的數目、論文發表期刊的衝擊指數（impact factor）、或是論文被引用的指數（SCI）等，這些都是可以量化的指標。但用這些量化指標來判斷學術論文的價值與水準，卻依舊有數據上的迷思。

例如，一般均以衝擊指數與引用指數的高低與否來丈量。上述都是學術期刊被引用的指標，但嚴格來說不能代表該期刊中學術論文的學術價值，只能做相對的參考，而非絕對的標準。舉例言之，如果某學者所做的研究是錯誤的，常會被其他的學者引用和批評，那麼被引用的指數必高，然並不表示這是一篇有價值的論文。

而若是另一學者的研究非常前衛先進，科學界能夠瞭解的並不多，這篇論文自然少有人引用，但不能據此認為其引用數值低而沒有學術價值。因此，根據客觀量化的數據未必能展現學術真正的價值與水準。

研究創新才能有重大的突破，這是學術研究的精髓。而如何達到有價值的創新，只能依賴該研究領域同儕卓越的專家學者的評鑑。這涉及兩個層面，一是制度、一是人才（專家學者）。

國際知名學者參與國內審查

也由於審查研究計畫除了必須獨立客觀，尚需同領域、相當數目的學者專家來評鑑，由於某些領域的學者專家數常有不足，即令如英、法等科技強國，在建立學術評鑑制度時，尚需商請其他國家的學者來參加評鑑，北美的加拿大也常請美國幫忙進行學術審查。

如果連歐、美科技大國，為求評鑑出真正卓越的研究計畫以及研究成果，尚且邀請國外學者參與評鑑，更遑論科技人才有限的台灣了。台灣如果以學術評鑑作為檢覈學術成績的基礎，那麼除了制度之外，還需引進國際學術界具知名度的學者參與評鑑，才能規避因有限人才無法自行評比的問題。

高水準的研究必須要有高水準的學術評鑑。吳成文認為引進學術評鑑制度誠然不易，但是如果沒有卓越的國際學者參與，則評鑑如同虛設。因此如果問吳成文在評鑑制度上，對學術研究的提昇其最大因子在哪裡，他會表示，是引進這些具國際學術成就的學者，參與國內的學術審查。

舉生醫所的評鑑來說，各研究組每三年進行一次評鑑，每次約邀請八到十位該組的諮詢委員或國外學者專家來台進行。評鑑的功能是多重的，不但對研究組與研究人員的成效與表現進行客觀的評審，進一步也可提供該計畫在研究方向與研究方法如何改進的正面建議。

生醫所的評鑑為台灣對學術研究機構評鑑的第一例，分生所也差不多同時進行類似的評鑑。有一次，一位參與審查的日本學者，目睹生醫所學術評鑑的審慎與嚴謹，感覺非常驚訝，因為此種評鑑即令是學術研究較台灣先進的日本，也因文化的差異不容易進行。足見學術評鑑制度建立之不易。

中研院首創學術機構採用評鑑制度

但是只靠生醫所或是分生所個別的學術評鑑，若無法與中研院研究人員晉升制度配合，那麼評鑑的效用即難以達成。

前中研院院長吳大猷為國際學界耆老，深刻瞭解評鑑對提振學術的意義，因此邀請吳成文於院務會議中介紹生醫所的評鑑制度，同時提案修改中研院研究人員的晉用、升等與續聘等條文。

在吳大猷院長的大力支持下，中研院研究所組織章程花了三年的時間修訂完成，首創全國研究機構採用學術評鑑制度。此制度的建立，後來也帶動國內大學建立相關的學術評審，對我國學界研究水平的提昇，發揮了正面的效應。

研究要求創新與卓越，不斷的挑戰與飛躍，才能在浩瀚的學海中揚帆挺進。吳成文滿懷耕耘理想，引進先進國家的學術評鑑制度，包括研究計畫的審查與研究人員的評鑑，希望提升創新研究，並激勵研究成果卓越的研究人員。

嚴格的學術審查為續聘依據

研究計畫為審查其構想的重要性、創新性與可行性，以及研究預算是否合理等等。而人員的評鑑為根據國外一流學術研究機構的模式，以五年為基準，評核其研究成果，作為延聘、續聘、升等與否的依據。

上一世紀九〇年代之前，學術單位的教授或是研究人員等，幾乎是終生職，並沒有所謂的評鑑制度，有許多科系的老教授們是一本講義說天下，數十年如一日，除了升等論文的檢覈之外，難得見到不續聘的例子，這明顯阻礙學術的發展。

吳成文與生醫所多數國外的諮詢委員們面對如此的學術環境，覺得有必要透過良性的研究人員評審，激勵具有研究動力的研究人員，以求汰舊換新，來促成學術的進步。

生醫所的評核為研究人員五年之後必須接受同儕審查，審查通過才能續聘。續聘之審查可與升等作業同步進行，如果續聘通過但是升等不通過，則三年後須再進行一次升等的審查，若還是無法通過即必須離職。也因之，助研究員（助教授）必須在八年內升等到副研究員（副教授），副研究員也必須每三年接受評鑑，待升等到研究員（教授），之後才有機會得到長聘。

新聘研究員（教授）五年之後亦需接受評鑑，通過之後方得長聘；如果研究人員於國外相等學術機構，如著名大學，已經獲致永久聘書者（即長聘），則經過委員審核確認之後，可承認其長聘資格。

學術評鑑制度，審查委員至為重要，必須是該學術領域的專家。審查之前，受評人可以推薦十名該學術範疇的知名學者任審查委員，由生醫所學術諮詢委員會選出其中五位，之後學術諮詢委員加上其他五位學者的名單，針對受評人提供的學術成績進行審查。爾後，學術諮詢委員會方根據審查結果進行投票，決定升等、續聘與否。

這是一套嚴謹、公正、客觀的學術評鑑制度，的確對研究人員有相當程度的壓力，然而唯有如此，才能篩選優秀的人才，這也是先進國家行之久遠、建立其學術競爭力的重要因素。人才為科學之本，言之不虛。

生醫所所內的學術評鑑以如此嚴謹的態度進行，代表著吳成文強烈的使命感，他希望把生醫所締造為國際知名的研究單位，以作為國內其他學術研究機構的表率。

尋找研究制勝標的

然而回國的理想不只是為生醫所肇基，尚期待能夠結合海外科學家的力量，將台灣的科學學術環境建立起來，於二十一世紀生物醫學科學革命的舞台上，在世界佔有一席之地。

吳成文思索如何提昇國內研究人員素質之際，自然會憂慮大環境的基礎建制，因為就中研院生醫所的力量，甚而擴延至整個中研院，它還是沙漠中的綠洲，無法涵蓋全國的學術環境。

當時台灣的生物醫學研究人員僅有三、四千人，而美國一個著名的大學如約翰霍金斯大學，或是一個國際大藥廠，就有三、四千個研究人員。台灣的人才又分散到十個以上的醫學院或是醫院，任何一個醫學機構，充其量只有數百位生醫研究人才，這如何在國際上與先進國家競爭？

他認為國家的生物醫學研究如欲建立其世界的競爭力，必須策略化思考突破人才薄弱、研究分散的窘境。

這時，他已經發現，台灣要在這波競爭的潮流中勝出，在人才不若先進國家、研究經費不如科技強國的情況下，必須找出制勝的樞紐，才能以小博大創造佳績。

生物醫學研究為未來生技產業的學術基礎，美國、西歐、日本等國家其藥品製造的蓬勃，以及生醫科技的新技術，為人類健康帶來更多福利，也創造了該國的經濟發展，這無不顯示生醫產業未來在台灣發展的重要性。

以研究本土性疾病出發

台灣地區疾病型態由於社會結構的變遷、公共衛生與預防醫學的推展、現代臨床醫學的進步，在二十世紀中期以降，已有顯著的改變。

例如，上一世紀四十年代，台灣重要的疾病為腸胃炎、肺炎、肺結核等感染性疾病，死亡人數佔總死亡率的三十八%；而當社會情況替易，人民生活形態改變，癌症與心血管疾病、糖尿病等慢性疾病，已是死亡人數的大宗。

舉癌症為例，二十餘年來雄踞死亡率榜首，而我國癌症的情狀與種族基因、飲食習慣，甚而早年公共衛生不良，均有相當大的關聯。

吳成文已經思及未來將以本土性疾病的研究出發，培養本土的科學家，來研究我們獨有的癌症，如肝癌、肺癌、鼻咽癌、子宮頸癌等；再進一步瞄準亞洲地區獨特的疾病，如登革熱等感染症，作為發展基礎與臨床醫療的標的。

因為是以本土的需求出發，以解決國內的醫藥衛生問題為依歸，同時能夠把國內現有分散的研究力量加以整合，這樣方能發揮研究的能量，找出於新世紀科技競賽的制勝標的。

院士會議建議成立國家醫學中心

一九八八年吳成文回國那年的院士會議，院士們建議政府成立「國家醫學研究中心」。當下的時空背景為：在國外因分子生物學崛起帶動生物醫學研究，各國政府均競相投入大量經費，以迎接這場世界科技大賽。

國內的狀況則是，過去台灣的生物醫學研究並無統籌專責的機構，研究資源分散，每年的研究經費亦遠落後於其他的科技領域，嚴重限制了生醫領域研究水準的提昇與尖端生物科技的發展。

院士會議的提議可謂爾後成立國衛院的濫觴。

5 整合性醫藥衛生科技研究計畫

台灣學術的發展，需要有國際級的科學家參與做最佳的表率，除了轉介國際上學術的現況以及經驗，年輕的學人也須仰賴科學前輩的引領，方能進入世界學術舞台。

當一九八八年院士會議建議成立國家醫學研究中心之時，吳成文已經深入瞭解台灣學術環境所呈現的情況，除了缺乏國際級學者的引導外，國家學術研究體質亦相當薄弱。

例如，在一九九〇年代初期，國科會生物處每年的預算約十億台幣，其中用於生物醫學研究為七億多元，概算下來每個研究計畫的補助預算約為五十七萬元，以如此的預算期待進行較深入的研究的確非常困難。

回國後，吳成文瞭解國內的學術研究經費幾乎全部來自國科會的補助。以公立大學為例，教育部僅負責教授的薪資，以及各大學的教育、營造費用等，並不支持教授從事研究所需的設備與費用。學校教授若欲進行研究，必須向國科會申請預算，包括建立實驗室、購買儀器、聘請研究助理和購置研究消耗品等。

原本台灣的生物醫學研究人才就非常有限，因此在申請研究計畫經費時，其審查難以客觀；例如，審查者或為申請者的同儕、師長、競爭者，常受中國社會人情的影響，因此，當時，國科會研究計畫的申請非常不嚴謹，常常是「通通有獎」，通過率在七〇％～九〇％之間，不但研究資源分散，優秀的研究人員與計畫也得不到足夠的支持，實在無法彰顯學術研究追求卓越的精神。（註一）

於總統府專題報告，建議設立國衛院

一九九〇年吳成文應邀在總統府國父紀念月會中專題報告「生物醫學研究之現況及展望」，報告中指出了諸多國內學術體質薄弱的因素，更提出具體建議，包括：如何加強研究人才的培育與延攬、改善研究環境及制度，與如何健全國家的醫藥衛生研究體系等。

於總統府專題演說中，吳成文建議由行政院邀集中研院、國科會、衛生署、教育部與各大醫學中心等相關單位，參考如美國國家衛生研究院以及英國醫學研究委員會等的組織功能，並衡量國情需要，研擬適當的體系架構，以使生物醫學研究能有較長遠之發展規劃。

這是吳成文建議成立國衛院的第一次明確演說。

其實，吳成文於回國之後曾多次向國科會建言，科學研究不是「人人有獎、個個歡喜」，學術的審查必須嚴謹，支持優秀的研究計畫、淘汰不佳的研究構想。所以他建議國科會以較低的通過率（例如五〇％），長期支持（例如五年）優良的研究計畫。但是國科會表示，這在台灣執行有困難。

原因之一為，政府的預算為一年審核一次，今年的研究經費未必等同於明年的研究預算，要支持長期的研究實際上有其難度。通過率的問題更是不容易解決，由於台灣太小，在同一個學術領域均是熟識的人，以前大家都可以拿到經費，現在若只有少數人得到支持，一定會有許多人反彈。

然而此種齊頭式的平等、短期與分散的研究計畫，無法提升台灣的學術水平。他心中念著，一定要改變這行之久遠的窠臼。

一九九一年，行政院推動六年國建計畫，衛生署提出成立國家衛生研究院的建議，得到政府的核可，當時衛生署署長張博雅立即邀請吳成文任規劃小組主任。至此，他念茲已久的心願，終於可以付諸行動（註二）。

他希望藉助不同規範的研究計畫，來激勵優異的研究人員進行長期研究，同時打破過去台灣單打獨鬥的研究模式，鼓勵多學門、團隊合作的群體計畫，甚而提供經費給年輕的研究者，支持其具創意的研究。

吳成文於擔任國衛院規劃小組主任時，已經透過十分嚴謹的研究計畫審查，來提振台灣醫藥衛生研究的水準。

卓越的學術計畫依賴高水準與嚴謹的審查

這個稱為「整合性醫藥衛生科技研究計畫」的研究計畫型態包括：一、強調資源整合與協調，倡導多學門科技合作的「群體計畫」；二、鼓勵傑出研究人員發展具特色研究的「研究室計畫」；三、激勵新進、有發展潛力的研究人員所設置的「研究發展獎助計畫」。

這三種計畫型態各有其目的、功能，研究人員視其資格選擇申請不同的研究計畫型態，研究時程依計畫需要三年到五年。

卓越的學術計畫依賴高水準與嚴謹的審查，除了審查制度建立之外，央請國際級大師的參與至為重要。此兩個機制的建立，錢煦院士扮演非常重要的角色。錢院士在海外邀集五、六十位各學術領域知名的華籍科學家，參與學術審查會，依據其各自的學術專精進入分組計四組審查，每一組約八到十二位。

錢院士因為曾在台灣一年半的時間，因而對於台灣的研究環境至為瞭解，當國衛院規劃小組成立進行「整合性醫藥衛生科技研究計畫」之際，他擔任學術評議委員會的主席，一一組織各個分組學術審查委員，委員們均是各學術領域具國際學術地位的科學家。如無錢院士努力奔走、聯絡，以及海外華籍科學家愛鄉愛土的心懷，是難以成功的。

一九九三年整合性醫藥衛生科技研究計畫（以下稱整合性計畫）正式起跑，研究計畫徵求方向包括：醫學科學、生物科技、公共衛生、醫學工程四大範疇；其中分組學術審查由該領域知名的科學家擔任召集人；如醫學工程為馮元禎院士、生物科技羅浩院士、醫學科學伍焜玉院士、公共衛生周聯彬院士。

審查的過程相當嚴謹，首先由分組學術委員進行書面審查，每一份研究計畫必須有兩位熟知該學術範疇的科學家參與初審。初審的過程為仔細審閱其研究主題的創新性、可行性、重要性，以及預算是否合理等。研究計畫的撰寫有其固定的規格，以及嚴格申請計畫截止的時間。

第一次書面審查幾乎是逐字精讀，無論其研究計畫良莠與否，審查委員必須提供意見，以及說明其計畫尚待修改之處。有趣的則是，有時初審委員回饋的意見比計畫撰寫人的構思還詳盡，往往洋洋灑灑高過計畫數頁之多。

樹立公平、公正、公開的學術審查

之後是提到分組委員會，先由該計畫兩位初審委員向委員會報告，由全體分組委員詳細討論後再投票，投票結果出爐後，每篇研究計畫的初審委員還需再根據投票結果，撰寫報告，代表委員會意見，爾後再送交評議委員。

評議委員會為研究計畫審查的最高決策機構，評議委員共九位，除了四位分組審查委員會主任委員外，另有德高望重的院士，包括錢煦院士、何曼德院士、鄭永齊院士、何潛院士、莊明哲院士等，評議委員會釐定計畫的方向、審查的標準、計畫的決審，以及評估各組審查的分數，並根據該年的研究預算決定計畫通過的數目。

錢煦院士為第一次整合性研究計畫學術評議委員會的主任委員，整合性計畫首次舉行為重要的指標，必須立下典範。錢院士以其嫻熟的行政經驗與卓越的學術判準，將整體學術審查流程運作得一絲不苟。這套公平、公正、公開的審核模式，未來對台灣的學術研究，有著極大的正面衝擊。

因為是醫學科學界首次以充裕的研究經費，跨年度長期支持研究計畫，是前所未有的創新，因之吸引國內許多重要的實驗室或是學者參與研究計畫的徵求。

第一次的學術審查業務順利開始，而六十餘位具國際水準科學家共同參與的審核作業，也是當時國內首例。因之，無論是得到研究計畫獎助者、或是計畫未盡完美遭淘汰者，當收到審查委員的建議時，均能體受到審查時的用心，以及委員提供意見的精闢。

爾後，如此的研究計畫審查模式、鼓勵團隊合作的群體計畫、激勵年輕科學家的研究獎助，甚而跨年度長期支持的充裕經費，影響了國內計畫審核的方式以及研究規模的形成，如日後國科會的尖端計畫以及國家型計畫等，均依據此形式進行。吳成文與國外華裔科學家的投入與開創，不唯是大家所堅持的學術卓越原則與遠見，且開創我國科技生態的新紀元。

註釋

註一：此為上一世紀九〇年代我國科學預算的情形，現今此現象已大幅改善。這與吳成文回國之後，大力呼籲必須集中資源，建立專責的學術研究機構如國衛院有很大的關係。目前國科會的計畫亦多有跨年期及足夠預算的國家型計畫，亦循用國際學術審查的機制，研究計畫之品質亦大幅提升。

註二：有關國衛院之籌備設立過程，文後將有詳述。本處為針對影響我國科學研究至鉅的「整合性醫藥衛生科技研究計畫」為引，此為吳成文回國之始，為學界所積極推動的跨年期研究預算補助。

6 腫瘤專科醫師訓練與TCOG

醫學科學進步的目的在改善人類的健康，以及提昇病人康復的機會，讓疾病的侵襲不再劣化人類的健康品質。

當年對臨床醫學饒有濃厚興趣的吳成文，選擇進入基礎醫學的研究領域，曾經過深刻的思維。他說，做一名濟世仁醫，一生能救助的病人有其極限，但如果是一位醫學科學家，設若發現了某個疾病的致病因子、或是發明了一個新藥，所救助的將不下數十萬甚至是數千萬人。所以他選擇了寂寞的學術研究生涯。

有人說科學與疾病的抗衡是一場無止盡的拉鋸戰，這個戰鬥為在試探人類智慧的極致。對吳成文來說，這不僅是拉鋸戰，而是當人類對疾病愈瞭解之際，才更有機會戰勝疾病。因此，醫學進步的前提是：原地踏步即是退步。而這，必須結合醫學研究與臨床診治方能突破。

癌症雄踞死亡率榜首

在吳成文未回國之前，因為其醫生的背景，他已經注意到台灣癌症的死亡人數節節升高，並且高居死亡率榜首達十數年之久。這個現象不僅吳成文觀察到，以研究癌症基因與染色體聞名的彭汪嘉康院士，以及研究化學致癌的曹安邦院士，對台灣癌症死亡率之高，均深覺憂慮。

當時國內醫界並沒有腫瘤專科，癌症治療除了外科手術就是放射線治療，癌症的醫療品質落後先進國家一、二十年，也因此治療後的存活率只有二十五％左右，落後美國五〇％存活率甚遠。

造成腫瘤醫療落後的因素極多，例如各醫院醫療品質參差不齊、病患未能及早治療；其中最嚴重者為欠缺腫瘤專科醫師，第一線的臨床癌症醫療亦缺乏專業訓練。

腫瘤專科醫師訓練計畫

當錢煦院士回國擔任生醫所籌備處主任之時，曹安邦、吳成文與彭汪嘉康，同時已在國外積極籌備進行腫瘤專科醫師的訓練事宜。他們請來美國威斯康新大學癌症中心主任，時任美國癌症學會會長、有美國內科腫瘤之父稱譽的科本醫師（Paul Carbone）來台（註一），規劃腫瘤專科醫師的訓練事宜。

第一屆腫瘤專科醫師訓練於一九八七年三月開始，這個訓練計畫長達兩年，由各教學醫院精挑細選優良的內科醫師，經甄選後，開始各為一年的臨床與基礎研究專業訓練，課程包括癌症臨床研究、基礎研究及癌症臨床治療等。

臨床訓練課程除了科本之外，尚結合十數位國際專家醫師共同參與來台授課。這些專家因其所長，不辭辛勞，每個月輪流接力來台。

研究部分則實地進入生醫所實驗室，除要求學員選擇研究題目，由實驗室的科學家指導進行研究，並需要撰寫、發表論文等。第一屆內科腫瘤專科醫師實驗室的訓練，先由第一批回國的鄭永齊教授負責，再由一年後回國的陳映雪教授繼任。

第一屆畢業的學員共計六人，包括：鄭安理醫師、謝瑞坤醫師、季匡華醫師、張俊彥醫師、劉滄梧醫師、王成俊醫師。

六位學員的結業證書共有兩份：一份為中文，由當時的衛生署署長張博雅以及吳成文具名，這份證書正式揭起我國腫瘤專科醫師的創制；另一份為英文，由考試的國際學者科本具名，表示完訓的學員們具有美國腫瘤醫師的水準。

而這六位傑出的醫師，以及爾後接受接續其他腫瘤科別專科醫師訓練的學員們，不僅是國內癌症臨床治療的第一線尖兵，同時扮演引領腫瘤醫療暨科學研究的角色。

現在所訓練的醫師都在國內主要醫院腫瘤科擔任主任級的角色，對癌症病患提供專業的醫療照護，我國癌症的研究與醫療水平，在日後的十餘年，方得追上先進國家的腳步。

當時訓練腫瘤專科醫師的構想為，將這些結訓的醫師視為種子部隊，待其回到各大醫院之後，可根據本訓練模式，接續訓練院內其他的醫師。結果這個構想因為醫院制度的種種現狀以及師資的不足，而無法執行。

宥於醫院現況，使得第一期的學員無法在醫院進行播種計畫，但臨床又需要更多的腫瘤專科醫師，所以醫界希望生醫所繼續執行腫瘤專科醫師訓練計畫，來提昇台灣腫瘤醫療的品質，所以，第二期腫瘤專科訓練計畫開跑了。

這兩年又有優秀的醫師加入訓練行列，結訓共計下列七位：樊聖醫師、洪瑞隆醫師、邱宗傑醫師、王正旭醫師、蘇五洲醫師、鄭鴻鈞醫師、陳立宗醫師。

建立腫瘤專科醫師制度

腫瘤專科醫師訓練開展了我國腫瘤專科制度，截至目前，根據本訓練模式已經結訓達四十六位腫瘤專科醫師。這些醫師的努力，讓我國今日腫瘤的治療水準得以與世界同步，這同時更開啟了研究與臨床整合的創制，對未來形成的「台灣癌症臨床研究合作組織」（簡稱TCOG），有著關鍵性的助力。

腫瘤專科醫師訓練計畫的推行，幾位院士級的學者扮演著重量的拉縴角色，除了吳成文之外，錢煦院士、彭汪嘉康院士、曹安邦院士，以及國際知名的科學家科本，都是本計畫能夠執行的關鍵人物。

而自始即熱心推展腫瘤專科醫師訓練計畫的彭汪嘉康院士，也因為腫瘤專科醫師訓練計畫之故，隨吳成文之後接踵回台，將畢生的科學經驗回饋台灣（註二）。

榮總成立合作病房

彭汪院士回國之後，吳成文於生醫所設立癌症臨床研究組，希望將生醫所有關癌症的基礎研究與臨床醫療結合，發展出從基礎到臨床的研究網絡，以將實驗室的成果應用到臨床，這個重責大任就放在彭汪院士肩上。

但是發展臨床醫療並結合基礎醫學研究，必須突破幾個關隘，一是中研院自身的侷限。首先中研院在組織條例中並沒有醫師及護士的設置，因此無法設立「研究病床」，如果要進行臨床的研究，必須與醫院合作。

但是當時醫院亦不瞭解研究病床在臨床上的意義，所以第一步就是要進行解釋與說服的工作，才能夠無中生有地創造出來。這個重責大任自然是落在吳成文身上。

他先向台大說明設立研究病床的重要性，以及將來可以成為醫院基礎研究與臨床接軌的模式，來提昇病人的醫療照護品質，但沒有得到積極的回應，於是他轉向台北榮民總醫院接洽。而吳成文有關研究病床的構想，也得到張博雅的大力支持，她還親自致電當時榮總的羅光瑞院長，希望榮總率先促成。

羅光瑞院長是一位相當有能力、具遠見、肯擔當的醫界長者，他慨然允諾提供三十二床作為合作病床，以及二十二間實驗室以進行研究，其中實驗室的研究方向為針對癌症議題。

此三十二床的病人為自榮總各科轉介過來，針對所進行的癌症研究課題來收受病患，研究結束、或是治療之後再送回各科。

合作的模式為生醫所提供癌症研究醫師與研究護士，這其間研究醫師及護士參與給藥、檢驗與收集數據等各種有關研究之事宜，一般的照料則是榮總的護士與醫師負責；有關研究的預算及經費由生醫所籌措，其他醫療及病房的支出則由榮總吸收。

此種合作模式建基於互惠的基礎上，但是有關醫院的人事管理、病患轉介等諸多問題還是需要斡旋，羅光瑞院長為此親自與各科接洽聯絡，終於與吳成文聯手成立我國第一個研究合作病房。

在眾志成城之下，合作病床與彭汪嘉康院士所領導的研究團隊，共同發表了不少研究成果，這亦是我國臨床研究的里程碑，為未來台灣發展臨床合作網絡鋪陳出雛形。

建立台灣癌症臨床研究合作組織（TCOG）

透過第一、二期腫瘤專科醫師訓練，數年的耕耘已經訓練出二十餘位專才，他們回到醫院第一線之後，發揮了十足的功能，不僅提昇了醫療照護品質，更改善了病患的治癒機會，整體訓練計畫的舵手科本教授，也對這一批學員的成績感到驕傲。

一次，科本教授透過來台之便建議吳成文，何不將這些學員的力量集中起來，除了能夠彼此互動增加學習的機會之外，未來若能成立長期性的組織，學員亦不會因分散而失聯。因此科本建議成立一個多中心的臨床試驗系統，聯合醫院的資源，讓所有學員均能發揮所長。

科本有此構想為他在美國成立Eastern Cooperative Oncology Group（簡稱ECOG），ECOG為集結美國東部醫療院所，有關腫瘤專科醫師的合作組織，透過學術合作，ECOG成員得以分享所有腫瘤專科醫師的經驗，精益求精。所以他建議台灣不妨沿用此架構，成立類似的組織，以研究合作為橋樑，發揮其教育的功能。

這即是台灣癌症臨床研究合作組織（Taiwan Cooperative Oncology Group，簡稱TCOG）建立的初始，當時建立的目的為以教育功能為重，日後則發展成為多中心的臨床試驗網絡，整合國內多家區域級以上醫院，針對國內的癌症檢查、診斷技術、治療方法、療後追蹤等，進行跨院際的臨床研究合作（註三）。

科本將他在美國運作ECOG的方式提供給吳成文，隨即回美。科本教授是客卿，吳成文唯能借重他的經驗，請教與諮詢，但在台灣執行與細節等等事宜，還是需要自己克服。

那時彭汪院士尚未回國，有關與醫院間合作的建立，以及如何進行臨床試驗，必須要有專業的人才加入，方能正確無誤地開始。而環顧國內嫻熟臨床試驗等諸多學術規範、或是行政細節，當時真可謂一人皆無。這是吳成文遇到的第一個難題。

TCOG陳榮楷醫師到位

吳成文一向尊重諮詢委員會其他科學家的意見，他與諮詢委員如曹安邦院士、彭汪嘉康院士等商議，如何啟始TCOG的運作，大家均認為找到嫻熟臨床試驗的醫師，來進行TCOG的業務最為重要，於是，也絞盡腦汁到處搜尋這位關鍵人物。

皇天不負苦心人，曹安邦院士終於幫他尋訪到一位臨床專家陳榮楷醫師。陳榮楷醫師於澳洲接受臨床試驗的訓練，瞭解先進國家有關臨床試驗，其諸多規範與科學上的要求。吳成文迅及與之聯絡，陳榮楷醫師對TCOG的構思非常有興趣，於是接受吳成文的邀請，正式加入TCOG的團隊，進行我國第一個有關臨床試驗網絡計畫的組織運行。

一九八九年，TCOG正式起跑，這是國內首次以多家醫院，進行同一癌症治療方法的院際臨床試驗合作模式。除此之外，TCOG同時建立臨床試驗嚴謹的品質管控制度，期能有效整合國內對各個癌症的檢查、診斷技術等之醫療行為，確保臨床試驗的有效性、安全性暨倫理要求。

TCOG起跑之始，一切的規劃與前置作業，是繁複與浩大的工程，吳成文與陳榮楷醫師兩人日夜奔波、並肩協力，有一段辛苦而值得回憶的歷程。

註釋

註一：二〇〇三年科本醫師在新加坡參與學術會議中逝世。這一位國際知名的科學家，退休之後依舊風塵僕僕在世界各地傳播正確的癌症治療觀念，以及傳達臨床研究的重要性，常不辭辛苦到亞洲各國參與學術會議。他對台灣腫瘤專科醫師之養成，卓有貢獻。

註二：有關彭汪嘉康院士回台相關資訊，亦請參照《生醫開拓手——吳成文》乙書。

註三：本部分敘述與《生醫開拓手——吳成文》有些許重疊，但本文之敘述較為詳盡。

7 建立多中心試驗網絡與訓練感染症醫師

自一九八二年以來，癌症一直高居國人健康第一殺手，當年欠缺癌症的臨床研究，為台灣所面臨最重要的醫藥衛生問題，但是要進行癌症的臨床研究，需要相當多客觀的條件。

例如，需要實驗室的基礎研究做為根本、需要臨床的醫療數據、需要癌症專科醫師與其他臨床研究的專業人才，如研究護士、數據分析師、生物統計專家等，並且需要多所醫院的癌症病患參與具規範、標準的臨床研究。

科本醫師向吳成文建議成立TCOG，其啟始動機為對癌症專科醫師的教育功能，同時發揮研究合作的精神。不過日後TCOG的發展增能至成為多中心的臨床研究網絡，這其中，除了吳成文、彭汪嘉康之外，TCOG從創始之後的歷任執行秘書、主任等人，包括陳榮楷醫師、鄭安理醫師、賴基銘醫師、劉滄梧醫師等，均是一步一腳印的開拓者，功不可沒。

而在荒漠中耕耘的陳榮楷醫師，是建立TCOG臨床研究網絡的第一條鋼索。

當年台灣尚未建立臨床研究的規範與模式，也欠缺接受過臨床研究科學訓練的醫師，陳榮楷醫師於澳洲接受過正式的訓練，自身亦是一位臨床研究醫師，當吳成文與之討論TCOG的構想時，陳榮楷醫師隨即進入生醫所的團隊，日以繼夜經營這一條拓荒之路。

重量級醫學中心加入TCOG

首先是成立TCOG的組織架構，吳成文為TCOG首任組織委員會的主任委員，陳榮楷醫師為執行委員會主任。這時許多接受過腫瘤專科醫師訓練的醫師們，亦回籠擔任義工，幫助陳榮楷醫師一起推動TCOG。例如TCOG首任的執行秘書即由台大的鄭安理醫師擔任，鄭安理醫師現已是我國知名的腫瘤專科權威。

一九八九年，這艘TCOG的大船啟錨開航，一級舵手是陳榮楷醫師、大副為鄭安理醫師，再加上船長吳成文，以及穿穿梭梭的醫師級義工水手們，齊心一力拔錨出岸。TCOG成立首先加入的是台大、榮總與三總。

萬事起頭繁複，例如，TCOG規章必須經過醫院的同意、醫院間的合作關係必須簽訂，這兩道大工程因為是開創形式，無例可循，所以除了自國外移植一些必要的資料，還需重新制定屬於國內的模式。這段時間陳榮楷幾乎是以生醫所為家，宵旰經營，鄭安理醫師亦然，一有空檔，就在TCOG辦公室磋商討論，兩人忙得不亦樂乎。

創制階段雖言TCOG的組織尚未擴大，吳成文已成立了TCOG的學術委員會，緊接著設立淋巴癌、病理及放射線治療委員會，TCOG的運作方式初具規模。

一九九〇年，成功大學附設醫學院、高雄醫學大學附設中和紀念醫院加入；一九九一年，林口長庚紀念醫院加入；一九九二年，台中榮民總醫院、高雄榮民總醫院、馬偕紀念醫院加入。這時TCOG已經有九家醫學中心級以上的醫院加入。

TCOG成立之後，有關癌症的臨床醫療及研究更為緊密，一九九二年生醫所開始進行癌症外科腫瘤專科醫師訓練計畫，而該年亦是國家衛生研究院規劃小組成立正式運作的第一年（註）。

吳成文在眾多繁雜的研究、行政業務中，與TCOG團隊中的所有成員，一起為台灣未來的臨床研究網絡開工鑄廠，今日鋼構已成，這對現今我國發展新藥臨床試驗產業，有著決斷性的關鍵功能。

率先成立生物統計中心

臨床試驗的建立不僅是醫院與病患的參與而已，其重要的科學使命為確認臨床試驗的有效性，無論是新藥或是新療法的引進，必須判讀其成功的機率，亦即是否足以解除病患身體疾病的痛楚，甚而療癒。

癌症在世界各國均是一個難纏的疾病，罹患癌症若是發現得晚，幾乎是對病患宣告死刑，因此在治療上是一個高難度的關隘。

TCOG如要發展臨床治療，除了臨床的醫師、實驗室的科學家參與之外，還需要建立統計學上的標準依據，才能驗證無論是藥物或是新療法的正確性與有效性，這時生物統計學家成為最重要的樞紐。

TCOG成立生物統計中心即在扮演這個樞紐功能，早期參與的六位統計學家包括中研院統計所的陳珍信教授、熊昭教授等，他們發展臨床試驗相關的統計方法、建立優良臨床示範模式，以及進行臨床資料處理與品管分析工作等。一件臨床試驗的成功與否，如缺乏上述統計學的科學判斷，將徒勞無功。

即令TCOG早期參與的醫院有限，但是科學的評估與研究規範已經建制完整，這與未來TCOG能夠壯碩成長有極大的關係。

建立台灣優良的臨床試驗模式

三年後彭汪嘉康院士回國，吳成文卸下開疆闢土的重任，將TCOG交與彭汪院士。陳榮楷醫師在TCOG發展到一個規模之後，回到跨國羅氏（Roche）藥廠任亞洲地區的新藥開發總監，執行委員會由曾在美國國衛院受訓、時任長庚腫瘤科主任的賴基銘醫師負責，TCOG

進入蓬勃發展的第二階段。

回憶起這段與各醫院溝通協調、尋求共識的歲月，吳成文對所有參與的醫師與各醫院的協力無限感懷。

「這的確是懷抱理想，大家共同開創的歲月。醫院之間打破藩籬、醫師們認真討論、彼此分享，希望建立一套優良的臨床試驗模式，為腫瘤病患提昇治癒的可能，為他們開啟一條生路。」有理想方能成事，吳成文認為TCOG的成功是台灣醫界的榮耀。

為了癌症病患能夠得到高品質的醫療，TCOG在賴基銘醫師接任主任之後，除了拓展TCOG參與的醫院之外，再接力開始婦科腫瘤專科醫師的訓練計劃，以及建立其他疾病委員會。

這時已有台灣最主要的二十四家醫院加入，佔有全國癌症病床的九十五％，參與的臨床醫師已經超過四百多人，臨床試驗的科學文化，正透過這群醫師以及所接觸的病人，跨入台灣新的醫療體制。

TCOG不但大大提昇台灣臨床研究的水準，也是台灣發展新藥及生物技術產業的必要基礎。

新興感染症伺機而起

台灣疾病生態，自光復之後有個明顯的差異變化。過去因為公共衛生差，以及抗生素未普及，所以感染疾病是民眾健康的天敵，例如瘧疾、下痢、傷寒、肺炎等，甚至是一般的急性腸胃炎，均是台灣重要的死亡原因。

二次大戰期間盤尼西林（penicillin）問世，其殺菌能力救活了許多傷兵，使得盤尼西林成為感染疾病的萬靈丹，二次大戰之後盤尼西林量產，讓感染疾病在短暫的時間中幾乎都受到控制。

六十年前，台灣疾病的第一死因為肺炎、腸胃炎等感染疾病，二戰後因為公衛條件提昇以及抗生素的使用，使得感染疾病大量減少。這一個假象，持續了一段時間，也因此讓醫院疏忽感染症可能反撲的問題。

那時醫院鮮有感染症的專科醫師，其原因即如前所言，因為抗生素實在太好用了，有些疾病即使不必要使用抗生素，醫師也是照開不誤。

何況當時抗生素尚未有販售上的限制，有時只是一般的傷風感冒，就算是醫師不開藥，民眾也可以到藥房買到抗生素。這使得感染專科在醫院不受重視，臨床的醫師更缺乏相關的訓練，而且還欠缺使用抗生素的正確觀念。

但是八〇年代開始，新興的感染疾病已經悄然肆虐，AIDS就是一個典型的例子。吳成文在美國之際，美國國衛院提供龐大的經費予各醫學研究單位，鼓勵其研究治癒AIDS的醫療方法等。唯台灣當時民風保守，罹患AIDS者並不多，也少有醫界人士研究。

那時，一位台大醫師莊哲彥教授曾致函吳成文表示，因其研究愛滋病，希望到美國瞭解愛滋病臨床治療以及研究的狀況。吳成文接獲來信，特別邀請莊哲彥到其任職的石溪紐約州立大學醫學院，親自帶領他到醫院與同校愛滋病專家與醫師討論。

由此例可知，當時台灣研究新興病毒的學者真是鳳毛麟角，莊哲彥教授是早期的一位，為此他被尊為台灣愛滋病防治之父。

台灣醫學教育不重視感染專科

當下，台灣的環境是醫院與醫師養成教育不重視感染專科，設立感染科的醫院少之又少，在整體醫療環境下，醫學院畢業的醫師新鮮人，自然不會選擇將來在職場上沒有發展的感染科。

然新興病毒已經伺機而起，抗病毒藥物的發展無法與新興病毒的擴張速度比擬，兼之，台灣抗生素的使用過度氾濫，潛藏的細菌抗藥性危機警訊，悄然蔓延。

當國衛院成立規劃小組時，吳成文以及時任生醫所諮詢委員的何曼德院士，已經意識到台灣如果發生突如其來、急速的感染症，或是引爆新興的病毒，除沒有防範的機制，更缺乏專業的感染症醫療人員來保衛人民的健康。

如果說腫瘤疾病是已經發生的重大醫療問題，感染症就是隱藏在各處的地雷，隨時可能爆發。由於台灣並沒有「排雷」的工兵以及相對的措施，這令吳成文與何曼德院士憂心忡忡，兩人商議要如何建立防範感染症的機制。

首先是醫院必須加強感染專科，進行感染症研究以及診治與防護，尋找抗生素氾濫使用的根源，並找出其發生的機制，以提供解決之道；但是專科醫師在哪裡？應當如何進行進一步的研究與臨床訓練？

感染症專科醫師訓練計畫

這是一個浩大的工程，何曼德與吳成文都覺得必須以訓練人才為首要，也鑑於腫瘤專科醫師訓練計畫的成功經驗，希望以感染症專科醫師訓練計畫作開始，培育感染專科臨床與研究的人才。

一九九三年國衛院籌備處成立，吳成文這時與何曼德院士商議，覺得必須及早進行感染症專科醫師的訓練，規劃在該年隨即舉辦第一次的訓練計畫。這個計畫也得到衛生署在預算上的支持，當時的署長張博雅決斷與魄力十足，劍及履及地支持國衛院籌備處的構想。這亦是國衛院籌備處成立後第一個執行的訓練計畫。

這是一場國內外感染學術界的通力大合作，在國外有何曼德院士與卓正宗院士，兩人負責邀請國際級的專家來台，他們兩人也同時一起回台授課，在國內有李慶雲教授、謝維銓教授等，將其寶貴的臨床經驗納入課程。

感染症專科醫師的訓練模式如同腫瘤專科醫師訓練計畫一般，邀請國外知名的感染專科醫師、病毒學家、微生物學家等來台，同時與台灣感染症醫師協會合作。課程內容為臨床與研究並進，每梯次兩年，第一梯次的醫師來自台大、三總、榮總三家大型的醫學中心。第二梯次則南下高雄榮民總醫院，加強台灣南部較缺少的醫療資源。

當年未雨綢繆地進行此感染症專科醫師的訓練計畫，數梯次下來累計共四十四名感染症專科醫師，這一群醫師在台灣各地重要的醫院，肩負起保衛民眾健康的重任。

二〇〇三年新興感染症SARS鵲起，由於是新興的病毒，人類沒有抗體，初期的罹患者一一致命，台灣也有人遭致感染而身亡。那時風聲鶴唳，人人稱危。當時，這一群醫師適時地發揮其專業能力，與實驗室的科學家相互合作，建立第一線防護網絡、以及臨床醫療準則等，全力抗煞，終於幫助台灣驚險度過SARS的侵襲。

這一頁歷史寫來寥寥數言，卻是所有感染症專科醫師以其性命相搏的醫療史實。這一群醫師，即是國衛院在籌備處與創院階段所訓練出來的醫療菩薩。經過此一新興病毒的侵襲，爾後，政府當局亦為吳成文與何曼德兩位科學家當初的前瞻眼光，表示欽佩。十年後發生的SARS風暴得以順利控制下來，科學耕耘的回饋，終於展現。

註釋

註：在國衛院成立之後，其他科別的腫瘤專科醫師訓練持續進行，包括舉辦兩期婦癌腫瘤專科醫師訓練計畫，共培育婦癌腫瘤專科醫師十二人；接續的是放射線腫瘤專科醫師訓練計畫，也是兩期，共培育放射線腫瘤專科醫師二十五名。這一群專業的腫瘤專科醫師，是照料民眾健康的護衛，也是國衛院以前驅眼光，為台灣打造的醫療先遣部隊。

8 熱心推動中研院生物科技發展計畫

一九八八年吳成文回台之前，到柏克萊大學探望讀研究所的大兒子台偉，同時順道與李遠哲會晤、共進晚餐。兩人談及台灣的學術概況等，吳成文對李遠哲說：我回家了，你也回家吧！李遠哲說：再給我五年，我一定回去。

這是一段兩人的談話，五年後李遠哲真的回到台灣，不過在回台之前，台灣學術界已經覺知李遠哲應當會歸國貢獻所長，這與中研院原子與分子研究所（簡稱原分所）張昭鼎所長的猝逝有關。

李遠哲在國外之際，促使中研院成立原分所，因他長期在海外，所內研究業務等由張昭鼎所長扛下重任，李遠哲亦與張所長兩人互動頻繁。

一九九三年，張昭鼎所長因為氣喘病發而過世，李遠哲得知消息哀痛異常，特賦就文章一篇發表在報紙上，文中提及，是該回家的時候了。

國內學術界更是希望李遠哲回到家鄉，期待以他諾貝爾獎的學術地位，為台灣引領一條學術的康莊大道。同時，中研院吳大猷院長因為年事已高而退休，李遠哲回國之後接任中研院院長之職，這是當時學術界眾望所歸的企盼。

吳成文更高興於李遠哲的回國，因為台灣在全球學術的競技場上，如有一位具有國際學術重量的學者如李遠哲來登高一呼，更能集結力量往前跨步。

中研院生物科技發展計畫

在李遠哲回台之後，吳成文多次與李遠哲談及生物科技發展對台灣的重要性，李遠哲亦相當認同，當時由於李遠哲大力投入國內教育改革，所以有關中研院生物科技發展的研究規劃，委由吳成文負責。

在李遠哲的支持下，中研院成立生物技術推動委員會，由吳成文任主任委員，中研院參與本委員會的包括生醫所、分生所、動物所、植物所、生化所等。吳成文在此委員會下區分為兩個不同的研究領域：一為醫學生技，由曹安邦院士任召集人；一為農業生技，由吳瑞院士擔任召集人。

透過委員會的運作，上述研究所提出各自的研究計畫，由兩個分類的委員會來審查，通過之後再由吳成文與各組的召集人及委員審核其優先順序、經費預算等。這個委員會推動了中研院最啟始有關生物科技的研究計畫，為中研院未來發展生物科技奠定了基礎。

熱心協助推動國血國用

吳成文是個熱心腸的人，當行之事即使不是他的研究或工作範疇，也會古道熱腸地為其奔走。

當時中研院生化所所長劉德勇回國，其主要的研究為疫苗，回國前為美國食品與醫藥管理局（Food and Drug Administration，簡稱FDA）的研究員。

劉所長回台後除期待發展疫苗外，亦希望帶動與人體血液製品有關之研究新標的，例如血友病患者需要第八因子（factor 8）的血清、血漿等，這些血清與血漿必須自血中提煉，以確保其安全性；除此之外亦可以自提煉的過程中，找出其他有用的物質來製作藥物。

吳成文覺得這對國人的健康以及血液製品的生化科技，是一件非常重要的事情，所以主動為其穿針引線，帶領劉德勇所長去拜會當時輸血中心的董事長林國信教授；這段時間，吳成文也推薦藥廠與劉德勇共同商議未來生產的計劃。

有關人造血漿等血液製劑之議題，因為涉及國人權益以及國血國用的國家政策，必須非常謹慎，吳成文非常細心地特別帶劉德勇前往衛生署與當時的署長張博雅會晤，這一連串的努力，旨於為我國人造血漿製劑的新科技，創造可能。

現在國血國用生物科技研發為國內藥廠與瑞典公司合作，未來有關人血製劑等相關產品，為生化醫學關照國人健康的一項重大里程碑，吳成文雖沒有親身參與學術研發，不過在發展的過程中，他這股熱情的協助是推動此一計畫的主要動力。

催生生農所與技術移轉室

同一段時空中，中研院生物技術委員會繼研究計畫的徵求、審核外，亦推動完成中研院智慧財產權管理要點，以及催生了技術移轉室，並遴聘在美國國衛院任職對技轉頗有經驗的梁啟銘回國服務。

在吳瑞院士主持的中研院農業生物技術研究規劃時，他與楊祥發院士在中研院院士會議中提議，成立生物農業科學中心。楊祥發院士為研究乙烯在植物中新陳代謝的機制，有非常優秀的研究成果，可利用乙烯促成花果早熟，因而有成立生物農業科學中心的構想。

但是因為中研院組織法之故，生物農業科學研究中心無法設立，倒反而促使生農所的成立，來執行生物農業科學的基礎研究，並遴聘楊寧蓀教授為首任所長。生農所的設立，也是中研院生物技術委員會的一項成績。

圖書資源分散亟待解決

中央研究院為我國最高的學術研究機構，院內以各個研究所為骨幹，每一研究所均有其研究的領域，包括人文、數理、生物等範疇，因之，過往的運作均是以研究所的研究業務為主。所以各自擁有其不同的研究資源。

舉圖書館為例，各研究所有自己的圖書館，有些研究所的規模較大、有些較小，圖書館的書籍自然是提供給所內的研究人員研究、參考所用，不過因為是分散在各所，難免疏於管理，所以會發生圖書重複購置、或是不同研究人員各擁有同一書籍，且長期留置在自己研究室的現象。於是圖書館資源分享的意義喪失，同時亦會發生購置浪費之虞。

李遠哲院長一直希望改善這種現象，所以召開幾次會議希望整合圖書資源，不過各所的反應並不積極。

原因在於圖書館設在所內、或是圖書放置在自己的研究室中，研究人員取閱非常方便，若要集中資源，整合在一個圖書館，在使用上就不若先前方便，所以對於圖書館的整合事宜，大家均意興闌珊。

成立中研院生命科學學術圖書館

對研究機構來說，學術性質的圖書是一個昂貴的經費，因為其無法在一般市場流通之故，兼之價格一直上漲，昂貴的圖書是研究機構的預算壓力，尤其是生物醫學性的圖書，價格更昂。

國科會有鑑於此，曾支持中研院的動物所與植物所購置圖書，不過在國科會的預算吃緊時，也必須刪除向外提供的圖書補助款，有一年動物所與植物所的圖書費用因此而掛零，這是一個非常嚴重的問題，必須及早解決。

一次，李遠哲與吳成文談及圖書資源整合所面臨的問題，吳成文表示願意來推動，但是需要院長的充分支持。

於是吳成文召開會議，中研院五個與生命科學相關研究所的研究人員，包括生醫所、分生所、動物所、植物所、生化所均參與會議。吳成文表示日後圖書資源勢必電子化，而中研院將圖書預算集合購置圖書，也是管理與資源分配上的趨勢，如此有助於圖書電子化的集中發展原則。

為了各研究所在借閱及還書的方便性，吳成文提供一個方法，在各所置放一個圖書箱，研究人員把要借出的書名放在圖書箱中，每日會有工作人員定時把書籍拿來放在箱中，這樣就會免除大家前往圖書館借書的時間。還書亦同，研究人員把要還的書放在圖書箱內，工作人員每日會負責還書事宜。

提供了解決方法，研究人員不再堅持己見，中研院的生命科學圖書館就在這五個研究所的一致同意下成立。

現在中研院生圖館圖書的借、還方式仍委由生醫所管理，當然已經回到常規，生圖整合的績效，也是今日圖書館E化的基礎。這一次，完成生命圖書館的初步整合，這除了為中研院節省下一筆可觀的圖書費用，同時也是中研院學術整合成功的第一個範例。

9 生醫所樹大招風引來側目

吳成文自一九八八年回國，而至一九九四年生醫所正式成所，為生醫所的第一任所長，這時生醫所已成為中研院的第一大所。

生醫所成為中研院最大研究所

在吳成文任內生醫所的發展，得到前後兩位院長吳大猷、李遠哲的支持，這是吳成文一直感念的。不過也因為生醫所的發展非常之快，佔用中研院相當大的研究資源，難免會引起一些側目，所以生醫所在成長過程中，亦曾遭受嚴苛的批評。

例如，生醫所五年發展下來，員額為全院二十所的六分之一，預算為全院的八分之一；生醫所之學術經費除了院內預算的支持之外，尚可向國科會申請取得群體研究計畫的大量補助，這些均是生醫所全員努力以及院方支持的結果。

不過，生醫所畢竟是新的研究所，其所進行的研究亦是尖端的醫學科學基礎研究，未必能讓其他單位瞭解。所以，大家都在觀看生醫所拿出的成績單是什麼。

樹大招風，引人側目

有一年，當時國科會的主任委員夏漢民先生接到一個分析資料，感覺必須知會吳大猷院長，於是將此分析拿給吳院長，吳院長接獲這份資料，隨即轉給吳成文。

這份分析資料的內容為，有人抨擊生醫所學術論文的研究經費過高且不合理，資料指陳，其他學術研究單位論文與研究經費相較，平均約兩百萬元產出一篇學術論文，而生醫所的論文為一千兩百萬元。吳成文一見，即知是一件超級大烏龍。

吳成文與當時生醫所的副所長李德章一起重作分析，發現這份數據為將生醫所的建築經費、支持其他臨床研究中心之預算、腫瘤專科醫師訓練計畫，以及生醫所其他的行政經費等，加總起來除以論文數，但是其他的研究單位卻只用其研究經費之加總除以研究論文的數目。

於是吳成文重新以同樣的標準，亦即以研究經費除以論文數來顯示生醫所學術論文的產出經費，結果生醫所產出之論文數為其他學術單位的兩倍，但最重要的是均在國際上有名的期刊發表，平均論文衝擊指數（impact factor）為四．一到四．二，高過其他學術單位甚多（二〇〇五年台灣平均論文衝擊指數為二．七，當時則小於二）。

吳成文將這份分析資料回報給吳大猷院長，吳院長於是偕同吳成文親自到國科會向夏漢民主委解釋。看到這個以同一方式評估的數據之後，夏主委方才釋懷。

曾有心理學家分析，國人有酸葡萄心理，見不得他人的成就、表現，說這話或許太過嚴苛，不過學術界對吳成文回台的學術耕耘效應，包括建置生醫所、創立國衛院，以及堅持學術卓越、建立國際學術審查暨同儕審查等學術制度，多少有些難以接受，或是認為他享有太多的學術資源。後來，這些許多人當初不以為然的制度，在中研院各所都已經視為當然、必須執行的重要學術制度了。

這些挑戰，吳成文不是不知，但是他以為：「好好做事最重要，學術是國際上的競爭，台灣人才已經如此有限，整合才會有成功的機會。再說，我們的競爭時限如此短暫，如果還理會東家的批評、西家的攻擊，還能夠做什麼事呢？」

生醫所因為有所長的肩膀挺住，所有的PI均是賣力研究，有一年在美國的實驗生物會年會上（FASEB），生醫所有連續十篇學術壁報發表，佔了壁報列的一整排，讓美國學術界對生醫所的表現刮目相看。

一個新成立的研究所有著如此的成績，的確讓人欣慰，不過吳成文還是認為生醫所可以再上一層樓，成為世界上頂尖一流的學術研究機構。直到吳成文離開生醫所時，學術研究論文已累積到五百多篇，而由國外專家組成的學術評審委員會亦認為生醫所的學術研究已達國際水準。一點一滴耕耘的結果是生醫所所有研究人員理想的展現，也是吳成文啟始回國之際，心念之所繫。

院務會議引爆宿舍問題

自國外引進人才回國，並不容易，例如歸國的學人會考慮孩子的教育問題、居住問題、薪水問題等，這些都是穩定學人生活，使能安心研究的基本要件，理當解決。尤其在上一世紀八〇年代左右，當時國內學術環境的建制未如今日完善，必須要有整體的福利措施，方能吸引海外學者返台。

在吳成文尚未回國之前，余南庚院士與曹安邦院士積極向政府爭取，所以中研院興建了兩棟宿舍，當時中研院向政府申請時明白表示，一棟為給生醫所回國的研究人員居住，另一棟則分配給分生所。

這個舉措為提供給歸國的學者一個安定的居家生活，落定之後可以馬上工作，也因為所提供的居住福祉，幫助兩所在國外延攬人才回國，這對兩所早期的發展有很大的幫助。

不過，宿舍分配問題逐漸引起他所的不滿，再加上當時房價突然高漲，他所的研究人員亦認為生醫所與分生所擁有中研院最新的房舍，並不公平。

一次，在院務會議中，當時中研院二十所的所長聯名提出，希望生醫所與分生所的研究人員遷出宿舍，由全院來公平分配宿舍。眾矢直指生醫所與分生所享有特權，足見那時其他所對於宿舍分配事宜的高度意見。

吳成文為這事在院務會議中舌辯群雄，以理說明。他說：當年回國之時並不瞭解中研院宿舍分配的問題如此複雜，他只知道前任院長吳大猷分配生醫所與分生所各有一棟宿舍，這是中研院的承諾，所以對於兩所的行政主管而言，即以此承諾為延攬來的研究人員解決居住的問題。

他認為，如果大家都覺得不公平，那麼，過去中研院的其他研究所也有宿舍，有很多研究人員分配到宿舍居住，因此如果重新分配，應當是大家一起遷出，將所有的宿舍清查出來，新、舊宿舍一併記入，再重新分配，這樣才能達到所有人要求的公平原則。

吳成文再次說明，目前生醫所與分生所的宿舍已住滿，所延攬的新研究人員並沒有宿舍可住，但是他們並不要求住進宿舍的人遷出，因為大家都知道中研院的宿舍不足。因此他建議，要解決宿舍問題，院方必須要有通盤的考量，取得大家的共識，制訂方案興建新的宿舍，才能解決所有人的問題。

難免撼動舊有傳統

一席話之後與會的所長亦無話回應，蜂炮齊發的宿舍問題才落幕下來。吳成文想起這一段，每有感慨。

他常說世界上並沒有絕對的公平，而且所謂公平的原則也絕非斷事的唯一基礎。例如，學術講究卓越，每個研究人員各有不同的學術成績，一位優秀研究人員的待遇，與他人相較當然會有差異，這是人才市場的必然，無法公平。但是處在台灣當時齊頭平等的文化環境下，卻難以避免地必須面對如上的意外狀況。

回國之前，因為懷抱著回饋鄉土的理念，所以他如馬達一般，不斷的引進科學先進國家的學術制度與基礎建制，這些革新措施當然撼動了舊有的傳統，也會令有些人產生不滿。這些吳成文都能夠理解，同時也相信，假以時日將能修正過來，瞭解學術卓越條件下的人才要求，以及學術環境的必然趨勢。

10 依舊勉力進行學術研究

吳成文回台，致力於建立台灣的學術環境，即令他耗費在行政上的時間相當多，但是並不偏廢自己研究的理想，一路行來，依舊堅持帶領實驗室的團隊進行研究。

他曾經在一次媒體的訪談中提及，回國擔任行政的工作有其思量，這有三個重要因素：

第一，這是他對家鄉的奉獻，他在回國之前已經有很好的機會到美國一流大學，如康乃爾、史丹佛，擔任系主任等行政職，他都沒有接受，緣於自己的理想為學術研究。但是回到台灣之後，卻擔任行政職長達二十年，為了家鄉生物醫學發展的理想，他願意擔任學術行政的工作。

第二，因為他的行政工作是開創性的，他開創了一個新的研究機構，同時為台灣開創一個新的學術研究環境，如同在實驗室做研究一般，其目的是發現科學新知與科學真理，同是前所未有的開創。

第三，也是最重要的原因是，他的行政工作是學術性的，只是將研究的舞台自美國移至台灣，重新思考研究課題與發展。

以醫學研究增進國人健康

當時吳成文身兼數職，除了要承擔為台灣建立學術研究機制、提升台灣學術研究環境、將生醫所建設為世界一流的學術研究機構之外，還必須關注到他一生的最愛——研究，為此他幾乎是日以繼夜的忙碌工作。

吳成文在國外的研究極為尖端，為第一代生物醫學基因工程在國際上知名的科學家。他在美國為研究基因轉錄，為應用生物物理的方法，瞭解RNA如何將DNA的訊息，轉譯至蛋白質執行其功能。

但是回台之後，吳成文除了希望持續進行基因轉錄的研究之外，尚期待藉助研究來解決台灣重要的疾病問題。

癌症已經雄踞台灣死亡原因第一位十數年，腫瘤為細胞不正常的基因表現，與吳成文原來基因調控的研究有相當的關連。而他在美國時，已經開始著手進行基因調控與癌症關係的研究，現在他希望所學能夠貢獻台灣，所以決定將精力投注在癌症的分子機制與基因調控相關的課題。

台灣許多重要的癌症，其成因與病毒有很大的關連，例如肝癌與B型肝炎病毒有關、子宮頸癌與乳突狀病毒有關、鼻咽癌與EB病毒有關，當時台灣的學界已經注意到這個現象並進行研究，而且研究成果頗佳。

人類巨細胞病毒的流行病學研究

人類巨細胞病毒在世界上感染的人數相當普遍，西方約有五〇%的感染率，這個病毒感染時沒有明顯的症狀，如同感冒一般容易讓人忽略，但是在感染之後即隱藏在身體內，且會不斷復發。

根據西方的研究，巨細胞病毒長期在體內與慢性疾病如粥狀血管動脈硬化，以及癌症的發生有關，這是一個非常重要、有關人類健康的研究課題。

由於在東方有關巨細胞的研究並未開始，那時自美國北卡羅來納州回台在生醫所進行研究的黃英星教授，是巨細胞病毒的專家，與吳成文均覺得這是台灣一個重要的研究方向。當時北卡大學有一位博士班學生沈志陽，其專長為流行病學，於是由黃英星推薦，回台由吳成文指導，進行台灣巨細胞病毒的流行病學研究。

他們發現，台灣巨細胞感染的罹病率更高，成人有將近九〇%以上的感染率。而自其血清抗體進行研究時發現：嬰兒感染會遭致急性死亡，孕婦感染會影響胎兒的健康；有些孕婦甚而會產下畸形兒，或心智障礙的嬰兒；這是除蒙古症之外，因孕婦垂直感染巨細胞病毒，引起的最重要的心智障礙疾病。

除此之外，還有其他相當重要的發現。研究指出，有免疫缺失的人若是感染巨細胞病毒，如愛滋病患，其體內若已有巨細胞病毒，再感染肺炎、肝炎、腦炎等，亦非常容易導致死亡；而如果是感染視網膜炎則會導致失明。

若是長期接受化療的癌症病患、接受器官移植的病人，也會因為巨細胞病毒的感染而死亡。前述的發現，成為台灣重要的公衛問題。沈志陽畢業後在吳成文的實驗室繼續進行博士後的訓練，爾後升任助研究員，是一位卓越的年輕學者，曾經獲選為中研院的優秀年輕研究員。現在沈志陽已升任研究員，擔任生醫所副所長，他同時是吳成文所主持的癌轉移研究團隊的一員，專攻乳癌，為一位優秀的新生代科學家。

瞭解巨細胞病毒的致病機制

延續吳成文於美國進行基因轉錄的專長，一位自耶魯大學畢業的博士後研究員游仲逸，在吳成文的指導下進行巨細胞的基因轉錄研究，希望藉此找出其基因調控，追尋出致病機轉。游仲逸目前已是高醫大的教授，他有關巨細胞病毒的研究相當出色。

巨細胞病毒的DNA非常大，有二十萬個鹼基，人類感染之後，其第一個迅早期基因會率先作用，首先製造迅早期蛋白，這些蛋白一方面與宿主細胞作用，一方面調控其早期基因與晚期基因的表達。

巨細胞病毒的早期基因如聚合酶，其晚期基因則大部分為結構蛋白。病毒複製之後，破壞宿主細胞釋放出來，再去感染其他細胞，這個過程稱之為裂解週期（lytic cycle）。

有時巨細胞病毒進入細胞後並不裂解，潛伏在細胞內，稱之為潛伏病毒期。而當身體狀況差、免疫能力較弱時，潛伏的病毒即會活化、裂解，進而攻擊其他細胞造成感染。故瞭解潛伏病毒之活化，是瞭解其致病原因的關鍵。

研究進一步發現兩個迅早期基因IE1與IE2，表現的兩個蛋白至為重要。游仲逸的研究顯示出IE2可以抑制自己的合成。他以子宮頸癌的細胞株大量製造IE1與IE2，除了藉此瞭解巨細胞在人類細胞內發生感染的調控，同時瞭解IE1與其啟動子（promoter）結合，會刺激IE1基因的表現；反之，IE2與其啟動子結合，卻會抑制其合成。IE1與IE2不但可以調控其基因的表現，亦可調控宿主基因的表達。

從上述的研究逐一瞭解巨細胞病毒對人類健康的影響。

巨細胞病毒提高致癌機率

自流行病學與實驗室的基礎研究已經確認，巨細胞病毒與人類癌症的引爆有關。

吳成文與生醫所的何美鄉研究員攜手合作的研究，則是想瞭解其致病機轉，進一步說明出IE1與IE2可調控其他病毒，因為IE2能活化人類乳突狀病毒，致令子宮頸癌致癌率提高至數十倍。

例如女性的陰道感染人類乳突狀病毒，為引起癌症的危險因子（感染乳突狀病毒引發子宮頸癌為正常人的九倍），若是再感染巨細胞病毒，則加乘至數十倍，引發癌症的致病率更高。

這一系列的研究接續由國衛院的助研究員阮麗蓉與吳成文兩人進行（註一）。二〇〇四年六月發表的研究論文，刊載於分子生物領域著名的期刊，說明人類巨細胞病毒其IE2迅早基因，可藉由抑制蛋白基（histone acetyl transferase）之移轉酵素活性，負面調控抑癌蛋白基因之表現。

自流行病學到致病的機轉，再到病毒的分子基礎研究，已經經過了十七、八年。吳成文在這些研究的深耕經營，長長的十餘年為探討一個重要病毒如何侵襲人類的健康。

反轉錄病毒與癌症的研究

除了巨細胞病毒的研究之外，在生醫所吳成文尚有其他重要的研究計畫。例如與生醫所楊文光研究員共同進行的「人類內因性反轉錄病毒與癌症的研究」。

過去分子生物學的教條認為基因的傳達為：DNA→RNA→蛋白質，由DNA→RNA則稱為基因轉錄，亦即DNA將信息傳給RNA，RNA再將基因的訊息傳給蛋白質，由其執行功能。但若是其訊息為RNA→DNA，則稱為反轉錄。例如，愛滋病毒（AIDS）即是反轉錄病毒。

反轉錄病毒是一種RNA病毒，其反轉錄病毒內含有反轉錄酶可將RNA當作模版，在宿主細胞合成DNA，這是它致病的主要機制。

RNA反轉錄病毒在鳥類與小鼠上會引起癌症，其致病機制為當病毒進入細胞之後，病毒內兩端的LTR會打開（LTR為基因調控因子），能夠到DNA之處轉位。此轉位為能將基因由染色體上的一個位置轉到另一個地方，若是轉位的位置在致癌基因之前，則會活化致癌基因而產生癌症。

這個致病機制在小動物中已經有科學的證據，但是對人類並沒有任何證據顯示RNA的反轉錄會產生癌症。楊文光與吳成文覺得這是值得探討的問題，尤其是科學研究已經證實人類的染色體中，有一％至五％的反轉錄病毒基因序列存在。

人類基因在演化時不斷更新、替易，於上世紀末熱騰騰的基因圖譜解碼中，也證實反轉錄病毒基因序列的存在。有趣的則是為何人類在長期的演化中，這些反轉錄病毒沒有被排除掉？它的功能是甚麼？這些人類的內因性反轉錄病毒，對人類健康的影響如何？是否如其他小動物一般會引發癌症？

所以第一個問題是，人類的癌症與內因性反轉錄病毒有何關聯？

癌症與內因性反轉錄病毒相關

吳成文與陳映雪實驗室中的葉開溫研究員（註二），進行有關正常細胞與癌症細胞其反轉錄的分子機制研究。

他首先希望瞭解癌症細胞是否有反轉錄的功能。葉開溫將反轉錄病毒中調控基因表達的DNA片段LTR切出，於試管中證明其有活性，同時在試管中也證實它會活化基因的表達。自試管的結論推測，LTR在人體內可能被活化，如此則可能跟癌症的引發有關。

後續的研究則由研究助理張念慈接手，張念慈在人類的數種癌細胞株中，發現E型HERV病毒的存在，進一步研究病毒的基因結構、調節性功能，以及其在人類的表現，同時瞭解病毒在癌變中所扮演的角色。她證實反轉錄病毒於人體崁入染色體基因內，會造成致癌基因的出現，並進一步引起癌變。

追索下來已經能夠證明出，人類的癌症與內因性的反轉錄病毒有著密切相關。張念慈後來在吳成文與楊文光共同指導下攻讀博士學位，這些研究成果成為她重要的博士論文。

瞭解致病的機轉為尋找出治癒疾病的可能性，其研究絕非一蹴可及，必須以長時間不斷的研究與實驗，來證實當初所設定的假說。吳成文這個研究證明了人類的內因性反轉錄病毒與癌症的相關性。

這似乎是人類經過數百萬年的演化之後，尚不能排除的「天險」，它隨時可以伺機攻擊人類的健康，而人類則需要以智慧的累積，一點一滴去分析它、瞭解它、戰勝它，才能夠解除這一個內因性的「天關」，以求保障自己的健康。

註釋

註一：阮麗容博士現任職中研院基因體中心。
註二：葉開溫研究員現任教於台灣大學。

11 形成肺腺癌基因體國家型計畫

癌症的發生大多是因為細胞先天與後天基因的突變，加上長期接受外來環境致癌因子的刺激，導致細胞週期失控，進而迅速分裂增殖。

一般而言，腫瘤細胞必須增生到一個數目之後，才會出現明顯的症狀，例如發現硬塊等，但是這時候往往因為腫瘤已增生到一個階段，或已移轉到遠處的器官，難加防杜，甚至難以治療。

換言之，今日治療癌症最困難的地方，除了早期偵測的疏忽致令其擴散之外，臨床上如何阻斷癌細胞的侵襲與轉移，仍缺乏有效且副作用低的治療方法。

台灣過去欠缺癌症專科醫師之際，癌症病患只能選擇手術切除與放射線照射等方式，治療的方法非常有限。待生醫所訓練了第一批、第二批腫瘤專科醫師之後，有許多優秀的臨床醫師加入醫療之林，希望未來藉助臨床經驗以及結合實驗室的研究，能為眾多的癌症病患提供生機。

這一批優秀的醫師在臨床與實驗室中努力，有許多已經是今日國內的知名臨床醫師，例如台大醫院的鄭安理、國衛院張俊彥、陳立宗、劉滄梧等人。而胸腔科的新生代菁英科學家楊泮池，現在已是台大醫學院院長，他是吳成文回台後的第一位博士班學生，也是台灣第一位本土訓練的中研院院士，於肺癌的研究非常卓越。

肺腺癌成為威脅國人健康的殺手

肺癌在台灣過去數年來的死亡率逐年竄升，屢屢高居癌症死亡排行榜的首位，與肝癌並列為台灣民眾健康的兩大殺手。唯肝癌的成因，科學家們已經解密，瞭解其與肝炎病毒有關；但對於台灣逐年猛竄的肺癌其背景因素，仍不十分瞭解。

吳成文選擇肺腺癌作為瞭解癌轉移的模式，楊泮池因為其為胸腔科醫師，所以在吳成文的實驗室中，選擇支氣管的表皮細胞與肺腺癌細胞株來做實驗。楊泮池是多年來一直與他合作研究的學生，選擇肺腺癌能夠與其臨床的專業搭配，除此之外，且有台灣公共衛生上的高度需求。

而台灣肺癌死亡率逐年升高，與國外盛行的肺癌，又不盡相關。

肺癌在世界上許多先進國家，多為發生率最高、死亡率亦是最高的癌症，只不過國外的肺癌多為小細胞肺癌，或是非小細胞肺癌的鱗狀細胞癌，而這些肺癌又與抽菸有密切的關係，也因之，先進國家致力於戒菸的行動，希望防微杜漸減少人民罹患肺癌的風險。

女性肺腺癌來勢洶洶

台灣的肺癌則以肺腺癌為主，尤其是女性的發生率高於男性，發現之際往往已是末期，只有三〇％左右能夠接受手術治療，即令手術過後的病人，其中有八〇％在兩年內會產生轉移導致死亡。在台灣，肺腺癌五年的存活率是十三％，比愛滋病還要可怕。其中第一期原位癌沒有轉移的病人，五年的存活率為六〇％，而第四期已有遠端器官轉移的病人，大多在兩年內死亡，五年的存活率接近零，所以對肺腺癌的病人來說，在轉移之前早期診斷極為重要。

肺腺癌好發於肺的周邊細胞，過去所使用的醫療方式大多是開刀以及化療，而治療後的死亡因素大多是復發或是轉移，所以是瞭解癌轉移的一個很好的模式。

在實驗室中一群研究者齊心協力投入肺腺癌的研究計畫，這時實驗室的團隊又加上了生力軍，她是吳成文的博士後研究員，甫回國的細胞生物學年輕科學人朱伊文博士，她的博士論文為癌轉移，正是吳成文需要的研究新生代。

原位癌要成長、增生，新生的血管必須提供養分給癌細胞讓其滋長，因之癌細胞從一個原位癌侵襲到基膜，透過細胞間質，再進入血管，隨著血液傳輸至其他的器官，穿出血管，形成腫瘤，這即是癌轉移。

所以，如果知道它是透過何種機制，來發展其侵襲的模式，亦即表示能夠瞭解其轉移的因素，而尋找出解決防止癌症轉移的方法。

楊泮池在吳成文的實驗室中，自一位肺腺癌病人發展出來的肺腺癌細胞株，命名為CL1。朱伊文博士來到實驗室後，建立了一個癌細胞體外侵襲的模式。

第一個步驟為製造一個能在細胞外偵測癌細胞移轉、或是侵襲能力的儀器，這儀器稱之為「細胞膜侵襲儀」（Membrane Invasion Chamber），利用這個儀器能測定癌細胞侵襲的能力，並可分離出能力強、可侵襲細胞膜的癌細胞。

此體外的癌細胞侵襲儀，為以一個如基膜成分的人工合成凝膠，權充基膜，平塗在一張多碳酸膜上，將侵襲儀分為兩半，稱為上室與下室（upper chamber & lower chamber）。朱伊文博士將CL1肺癌細胞放入儀器的上室，種在人工基膜上，侵襲力強的癌細胞能夠透過人工基膜進入下室，經過一段時間內（二十四小時），收集下室的癌細胞，再培養後，此癌細胞株稱之為CL1-1。

如此反覆製作從CL1-1至CL1-5。藉此模式可以證明出CL1-5的轉移或侵襲力較CL1-4強，同理CL1-4較CL1-3強，依此類推，能夠藉此來建立一系列的癌細胞株，具有不同的侵襲能力。

完成肺腺癌轉移的體外侵襲模式後，接下來的工作，就是如何進行體內的侵襲模式了，這個實驗由楊泮池進行。

楊泮池截下老鼠的一段氣管，去除氣管壁的表皮細胞，將CL1-1至CL1-5的癌細胞，分別置入不同的老鼠氣管腔內，再將之結紮起來，殖入裸鼠皮下，經四個星期後將鼠內的支氣管取出，進行切片檢查癌細胞體內侵襲力的差異性，發現癌細胞穿透支氣管最嚴重的即是CL1-5，其結果與體外所測的吻合。

吳成文實驗室建立了癌轉移的動物模式，將CL1-1及CL1-5的癌細胞分別置入老鼠的尾巴血管，經過二到四個星期，發現CL1-5在肺部有癌轉移的現象，形成肺癌；而CL1則無任何癌轉移的現象；這個實驗證實出癌細胞的侵襲力與其轉移有平行密切的關係。

致癌基因可做診斷標的

下一階段為透過新進的基因體研究方法，尋找肺腺癌的分子機制。

生醫所的白果能博士也是吳成文從國外請回來的研究人員，他發展了基因微陣列的方法，並用來尋找相關的致癌基因。以此方法來比較CL1-1、CL1-2、CL1-3、CL1-4，到CL1-5癌細胞的基因表現差異，發現有三百多個基因由於癌細胞侵襲力的加強而上升，有兩百多個基因則相反成下降。

截至目前，已經由這三百個基因中選出二十多個重要的基因，其中有致癌基因，也有抑癌基因，將來可做為肺癌轉移的早期基因檢測，以及治療或預防的標的，也可作為癌轉移分子機制的研究。

吳成文在生醫所所組成的癌轉移整合型計畫，得到中研院的大力支持，成為院方主題研究的一個重要計畫。後來吳成文離開生醫所，此計畫繼續由國衛院支持，前後十餘年，是台灣整合型研究計畫成功的模式。參加的成員，除了楊泮池與白果能外，還有陶秘華、羅傅倫、張久媛、李旭東、沈志陽等，都是生醫所內致力於癌症研究的優秀人員。

一九九八年，團隊中又加入了新血輪，他是從劍橋大學回台的張文祥博士，張博士的專長是分子生物學與蛋白質化學，他參與生醫所癌症小組的實驗工作，在癌轉移研究中扮演非常吃重的角色。

這個計畫的成果非常豐碩，尤其是以CL1-CL5肺腺癌細胞株作為基礎的研究，至少已在國際期刊發表了七十多篇論文，這些細胞株後來也公開提供給國外研究者使用，總共發表的論文已經超過一百多篇，是當初始料不及的。而最值得一提的是，參與此整合型研究計畫的研究人員，或經同心協力、共同合作，或由他們各自的努力，如今成就非凡，成為國內外有名的專家。

我國最佳的基因體國家型計畫

經過了生醫所的開創以及接續的整合性研究計畫，吳成文更加確定台灣未來若是要與國際上的生物科學界競爭，必須集合學術界的力量，大家共同經營，單是靠一個研究機構微薄的人力是不夠的。

研究計畫延續迄今已經不是一個實驗室、或是國衛院、生醫所以及一個大學的研究者能夠承擔。這時，台灣已成立基因體醫學國家型計畫，吳成文集結了國內數十位優秀的科學家，分工合作，提出肺腺癌基因體國家型計畫，目前本計畫已經有十多家醫院與研究單位參與。

由起始的生醫所實驗室研究計畫，延續到國衛院的院長實驗室，爾後發展成為跨多中心學術研究機構的肺腺癌基因體國家型計畫，亦被國際來台評審的科學家們稱譽為我國最佳的基因體國家型計畫。

這一艘學術研究的船艦已經航向大海，企盼將來為眾多的病患解除癌症魔咒，尋找到安身立命的生機。

這一段時間生醫所的研究同事成果輝煌，包括：李德章的分子毒理、林陽生的體外基因轉錄、白果能的基因微陣列、陶秘華的免疫學研究、何美鄉的病毒研究、鄭泰安的精神流行病學、戴榮湘的分子寄生蟲學等。大家雖在不同的領域鑽研，但各自有豐碩的研究成果。

12 醫界期待成立國家衛生研究院

吳成文回台的目的為將生醫所建立成為國際上一流的學術研究機構，當時並沒有計畫成立國衛院，不過台灣在生命科學研究發展上所面對的瓶頸，吳成文深感憂慮。

前面已經提到，過去二、三十年間，台灣醫學科學的發展雖有長足的進步，然而因為幅員所限，人才極少，生命科學相關研究人才約只有三、四千人，與國外一所研究型的大學、或是大型的國際藥廠，動輒數千人的研究人力相較，數目上差不多。而這些研究人力，又分散在十多所醫學院以及如生醫所般的學術研究機構，各單位的研究者，充其量至多百餘人。

以如此有限的人力與科技進步的國家競爭，的確是勢單力薄，難以匹敵。台灣如果希望在國際舞台上勝出，必須整合力量、團結合作，方有機會爭雄國際。

醫界漸漸形成整合共識

當前最為需要一個國家級、專責醫藥衛生的研究機構來帶動整合，支持全國的醫藥衛生研究。其實這種共識在醫界已經漸漸形成，唯我國醫界過去一向分歧，那麼由誰來帶動整合？哪個單位又最合適？

由於中央研究院直屬總統府，且是全國最高的學術研究機構，地位超然。吳成文回國任生醫所籌備處主任之際，因其來自國外，沒有歷史包袱，所以醫界希望生醫所能夠扮演協調整合的角色。

生醫所在余南庚和錢煦院士主持時期，已經開始在台大、榮總、三總設立臨床研究中心，以癌症、心臟血管疾病、感染症三大範疇，進行有關臨床試驗的工作，這已跨入各醫院合作的第一步。

吳成文回國之後，又進行腫瘤專科醫師訓練計畫、設立台灣癌症臨床研究合作組織，以及開啟了研究醫師獎助，來支持醫師進行有關臨床、公衛，與牙醫醫學等之研究。這些訓練計畫與所提供的獎助，為醫界所稱道，並希望吳成文繼續擴大辦理。但是吳成文知道，依當時生醫所的情況，勢有所未及。

中研院組織功能特別

首先，中研院為全國最高學術研究機構，其主要職掌為基礎的研究，其自身並沒有支持全國醫藥衛生研究的任務，如以此任務加在中研院身上，事實上有所困難。

例如有一年中研院預算吃緊，院方將生醫所三個研究中心計畫的預算全數刪除，吳成文急得前往溝通，表示：「生醫所這三個中心的臨床研究作得非常好，大家都稱讚，為何要刪除？」他所得到的回答是：「今年中研院預算沒有增加，自己家裡已經沒有錢，為什麼還要把錢拿到外面去？」其實所言不差。

那一年，吳成文為了保障三個中心的研究不受影響，東奔西走，所幸衛生署臨急之刻伸出援手，提供預算予三個臨床中心，三個中心的研究運轉方能不受影響。

其二是，中研院的組織內並沒有醫師與護士的編制，要生醫所進行臨床研究計畫非常不容易，例如臨床三中心的研究醫師與護士，必須由計畫項下的預算來支付，並無長久性，難以吸引醫師與護士長期投入臨床的研究工作。

第三個原因是中研院在架構上與醫界並沒有淵源，如需要與醫界共同開會針對醫界需求，提出解決之道等，師出無名，更何況是商討研究發展有關醫界與醫藥的合作計畫。若是有相當緊急的醫藥衛生問題，例如嚴重感染症的流行（如爾後發生的SARS），要召集醫界緊急研商，以一個純粹的學術研究機構，更是不適合。

第四個原因是生醫所自身的定位，它的重要功能還是學術研究，生醫所的研究人員應該留在實驗室中進行研究，而非承擔如醫界的整合行政工作。所以當吳成文進行有關與醫界的協調互動時，大都由他一個人奔波忙碌，因為他無法要求所內的研究人員，承擔這種非其研究專業的任務，也因之，以他個人所發揮的功能已經是極限。

另一個重要的考量是，中研院有二十多個研究所，生醫所在吳成文回國五年之後已經成為中研院最大的研究所，當時已經佔據了中研院最大的研究資源。設若還需承擔整合醫界的功能，生醫所勢必還要膨脹，不論是組織架構或是人員編制、或預算的增加，定會對中研院產生極大的衝擊，同時也會排擠院內其他研究所的預算，造成中研院研究資源的不平衡。

台灣發展生命科學的契機

我國地窄人稠，資源有限，其經濟的發展由食品、紡織等輕工業，一直到機械、電子、資訊等加工業，為台灣創造了勞力密集型高科技產業以及經濟的繁榮。

時代的進步同時帶來科技的潮流，以地域有限、幅員稠密的台灣來說，人才是我國最佳的資產，因之建基於高科技人才的知識型產業，將是未來台灣發展的目標。

當二十世紀五〇年代，生命科學開始蓬勃發展，正是台灣釋出大量留學生，在國外諸多學術機構進行研究或是教學的世代，這些已經在國外陶成豐富學養的研究人員，除了瞭解世界的科學趨勢之外，自身亦是學術研究上的佼佼者，在台灣的知識經濟產業提昇之際，將是他們回流的絕佳時刻。

吳成文與其他留美的科學家，在這個階段回國，如同汲取了無數國際學術養分的河流，一點一滴地希望澆灌在故鄉的科學土壤。除了為新世紀的潮流之外，此將是有利於台灣的最佳投資，希望台灣成為生命科學世代的科技島，為家鄉再創經濟的奇蹟。

一九九〇年六月，吳成文受邀在總統府國父紀念月會上演講，演講中即強調我國應效法先進國家如美、英、法等的國家衛生研究院，設立國家級的專責醫藥衛生學術研究機構，以增進國人健康，提昇我國醫藥衛生研究能力，並藉此加強我國的醫藥衛生研究體系，在共同合作的學術基礎上，進行生物醫學科學的研究（註一）。

同年七月，中研院院士會議中，由生物組的院士提議，建議政府成立國家醫學研究中心，這一段國衛院的啟肇歲月於焉起步。

分享研究資源，新機構啟始不易

一九九〇年六月吳成文於提出國衛院的構想時，張博雅擔任衛生署署長，她是一位有膽識與遠見的行政閣員，認為國家必須要有一個如國衛院的機構，結合生命醫學研究，以增進國人的健康品質。因此就任之初，即主動與吳成文會面，一起拜會當時中研院的吳大猷院長，說明衛生署對於設立國衛院的支持態度。

政府體系成立國衛院的共識逐次醞釀，從中研院、衛生署、教育部，一般而言均無異議，而主掌我國科技政策暨預算的國科會，由於其尚未完全瞭解國衛院的功能，並沒有表示支持的意見，而採取較保留的態度。

有一次當時國科會的主委夏漢民先生詢問吳成文道：聽說美國的國家衛生研究院比國科會（國家科學基金會）的規模還大？吳成文回答說：的確如此。

夏漢民先生驚訝道：是這樣子啊！那如果台灣成立國家衛生研究院，國科會不就要關門了嗎？雖只是玩笑一句，但是未來國科會與國衛院在提供研究預算予國內其他學術單位時，也的確引起了不同意見的正反對應。

建立一個新的機構，自然會分享所有研究資源的一部份，以及多一個競爭與比較的對手，就學術研究來說，這原本是良性的互動與激勵。例如美國的國科會與國衛院同時提供研究預算支援學術研究機構，但其分工與合作非常清楚。

美國國科會支援學術研究，其目的為開創最新的知識；而美國國衛院為支援醫藥衛生研究，其目的為增進國民健康；然，國家的學術研究尚包括國防研究、農業研究、能源研究等等，各研究領域的平衡發展不可偏廢，是一個國家重要的科技政策。此即所謂的多元性研究預算與發展。

但是十餘年前，我國研究預算的提供為單一機構，學術良性競爭的觀念方待建立，多元預算支持研究的學術文化尚未成熟，因之自國衛院成立迄今，時常引起討論，其肇因就是在於國衛院的雙重功能，它一方面是研究資源的分享者，一方面又是研究預算的供予者，雖有先進國家成功的範例，在台灣仍然啟人質疑。

有關國衛院的角色功能，以及它到底是哪種性質的研究機構，吳成文與當初勾劃國衛院的諮詢委員會當然是相當清晰，但也因為國衛院擁有這雙重功能，正面迎擊學術環境原有的生態，使得國衛院的成立過程一波三折。

深度思考國衛院歸屬角色

一九九一年全國科技會議上，國科會將成立國衛院的議案提於會議討論，當時的國科會生物處處長林榮耀教授代表國科會發言表示反對，吳成文在場代表衛生署發言，據理力爭，全國科技會議經過充分的溝通討論後，通過國衛院的提案。

一九九二年全國衛生政策會議召開，在場的全國醫藥界專家學者近千餘人，無異議順利通過國衛院設立的提案。

現在國衛院面臨設立之後歸屬的問題。當時設立國衛院為在院士會議中提出，所以吳大猷院長義不容辭地主動召開會議，首次會議為召集教育部、衛生署、國科會等機構，商討未來國衛院其隸屬與管轄等大方向。

一向支持國衛院成立的衛生署署長張博雅，認為國衛院設立之後，最佳的狀況為與衛生署緊密互動。國科會雖然起始反對國衛院的設立，但是也在會議中表示，如果將來成立國衛院，國科會有興趣將之納入其中。

會中亦有人建議國衛院因是我國最高的醫藥衛生研究機構，所以應當直屬於總統府，與中研院一般，具有崇高的學術地位。有關國衛院的隸屬，吳大猷院長私下提供他的意見對吳成文說，首先他認為國衛院歸屬於總統府未必最佳，一方面是政府正在厲行縮編的政策，隸屬總統府反而有樹大招風之虞。那時原本於總統府轄下的機構如故宮博物院，已經規畫脫離總統府，而隸屬總統府的中研院亦遭受到類似的壓力，因此在客觀的情勢上要進入總統府的編制，這不是最佳的時機。

至於國科會之組織編制區分為四大範疇，分別是生物、自然、人文、工程四處，當時生物處除了提供預算予醫學研究之外，其業務尚包括生物與農業，如果國衛院進入國科會的生物處將成為獨大的單位，會正面衝擊國科會內部的平衡關係，這對一個新機構來說，並不是最好的情境。

與衛生署任務功能契合

衛估下來，衛生署的可能性最高，衛生署旨在照護全民健康，與國衛院成立的宗旨一致，而衛生署設立的預防醫學研究所，其功能與組織任務，相似於國衛院（註二），說明出衛生署早有此理念。

這是爾後國衛院成立財團法人之後，衛生署為其主管機構的許多分析與因素，國衛院與衛生署搭配，對我國的醫藥衛生整體情形來說，絕對是加分的狀態。

如前所言，衛生署為保障我國人民健康的單位，因其為政府機構，故具有公權力；國衛院為以「增進國人健康」與「提昇醫藥研究水準」為宗旨的學術單位，其以科學研究為基礎的學術證據，具有公信力，兩相搭配相得益彰。

註釋

註一：有關國衛院創立的過程及背景，《生醫開拓手——吳成文》有些許著墨，而本處則有較詳盡的描述。

註二：由於衛生署為行政單位，故當時其預防醫學研究所除行政人員之外，具有博士學位以及醫師資格的只有兩位，但已知衛生署有此宏觀的思維。

13 以先進國家為師規劃國衛院

國衛院於設立之前，針對其組織定位，當然有各種不同的思索，那時另外一個考慮的可能性，是國衛院直屬行政院，如此國衛院可提升其位階，爭取預算也較容易，吳成文為此特別拜會了當時的行政院長李煥。

在李煥出任行政院長之初，一起與吳成文為國衛院奔走的錢煦院士，也當面向李煥院長報告國衛院事宜，詳述國衛院的設立對國家發展的重要性，所以當吳成文再次面見李煥院長時，李院長對國衛院已經有初步的概念。

由於當時思考的是政府單位，但李院長對於新設立機構如國衛院，於政府單位的組織架構問題，有所憂慮。

他表示：行政院希望修訂組織法，但是一直無法提到立法院，因為行政單位對於立法院的反應並不十分有把握，所以才會一直延宕迄今。未來國衛院若直屬行政院，由於必須修改組織法，可能性不大（註一）。

新內閣成立，郝柏村與學術推進

這段時間國內的政局亦面臨轉變，李登輝總統正進行政府部門的寧靜革命，希望一步步扭轉過往一黨獨大的態勢，以順應民間甚囂塵上的改革聲浪，因之有許多蛻變的動作，均在悄然、急速相並中排沓進行。

一次生醫所與國防醫學院進行學術合作的簽約儀式，兩個學術單位簽約原是簡單不過，可由生醫所所長及國防醫學院院長主持即可，但是此次簽約，中研院院長吳大猷與國防部長郝柏村先生均親自參加，當日地點在中研院。

兩個機構的最高領導人均出席，尤其是郝柏村部長將造訪中研院，可以判知郝柏村部長對簽約事宜的重視了。

其實當時已經風聞李登輝總統將請郝柏村部長接任行政院院長，由於學界有反對軍人干政之說，郝部長拜會吳大猷院長進行學術合作簽約，有學術界支持郝部長的意味。簽約那日熱鬧非常，儀式圓滿結束，許多媒體參與，並大幅報導郝柏村部長與吳大猷院長簽約的畫面。

倒是簽約當日，由吳大猷院長設宴款待郝柏村部長，吳成文作陪，在席間與郝部長交談，除了介紹生醫所進行的諸多研究事宜，也提到國衛院的設立，將來對醫界會有極大的助益等等。

當時提到的另一件事為期待鄰近的二〇二兵工廠的部分土地能撥給中研院，在於中研院現有南港院區已充分使用，為了未來發展，中研院有此需求，郝柏村部長對此亦表示支持（註二）。這是吳成文第一次見到郝柏村，覺得郝柏村有著軍人本色的堅定氣概，說話鄉音極重，言談威而不慍。

衛生署提國衛院為六年國建計畫

果然沒過多久內閣改組，郝柏村就任行政院長，新內閣成立，衛生署長由原是立法委員的張博雅出任，張博雅上任之後隨即參加由吳大猷院長召集國衛院籌設事宜的協調會。會中，張博雅非常支持國衛院的設立計畫，她表示衛生署將全力協助成立，並希望吳成文提出初步的構想草案。

吳成文急忙將院士會議等之建議、曾在總統府月會中的報告精要，與吳大猷院長召開幾次會議的重要記錄加總起來，重新架構組織，快速地將這份構想書提交予衛生署。

兩個星期之後，新內閣成立的第一項重大施政為郝院長提出的六年國建計畫，行政院希望藉此計畫集中資源，振興產業，同時將我國之經濟產業升級；而衛生署所提的方案之一就是國家衛生研究院的建置。

行政院核定成立國家衛生研究院方案為六年國建計畫，之後，署長張博雅劍及履及，隨即要求吳成文接手規劃事宜，擔任國衛院規劃小組主任。

首先必須尋找擅長規劃的人才，這時吳成文想到了國內一位規劃的好手，他即是當時陽明醫學院（當年尚未改制為大學）公共衛生研究所所長藍忠孚教授。

藍忠孚掌規劃大旗

藍忠孚教授為美國約翰霍金斯大學醫學照護與醫學管理博士，為當時我國科技舵手李國鼎先生有關醫藥衛生政策重要的幕僚，他熟悉國際衛生政策與管理、衛生經濟學、長期照護政策規劃等，思慮非常周密，個性認真熱心。

早在規劃國衛院之前，吳成文業已邀請藍忠孚教授加入生醫所的公共衛生研究陣容。那一年，適逢生醫所負責公共衛生研究的陳建仁教授出國進修一年，吳成文商請藍教授利用暑假時間來所參與公衛團隊的研究，原本希望藍教授能夠留在生醫所協助所務事宜，但是因為陽明的教學工作必須持續之故，無法如願。

這一次，衛生署成立國家衛生研究院的規劃小組，正缺乏此等高手，吳成文積極探詢藍忠孚是否願意參與國衛院的成立規劃，藍忠孚教授一口答應。現在規劃小組辦公室已經來了一位率領的大將。

一位生醫所的公共衛生研究助理蔡淑芳原計畫進修博士學位，她前來向吳成文辭行，吳成文覺得蔡淑芳的個性獨立、任事積極，當其研究室的PI長期在美國無法回國督行研究之際，蔡淑芳均能獨當一面，提綱契領的處理研究室的大小事項。而如果她對國衛院的規劃事宜有興趣，這亦是延攬具有研究經驗且適任於行政事務好手的機會。

吳成文向蔡淑芳提出轉任至國衛院規劃小組工作的可能，蔡淑芳亦是樂意。爾後在規劃工作行進之際，也逐步延攬其他的工作夥伴。國衛院第一批的員工除蔡淑芳之外，包括李純恬、蔡淑貞、楊均梅、李玉章、丁佳瑜等幾位年輕又能幹的幫手，他們首先在衛生署的辦公室工作，一段開創的歷史於此揭幕。

規劃國衛院必須擷取他山之石以為借鏡，吳成文與藍忠孚開始搜尋先進國家其國家衛生研究院的基礎建制與運作方式等。

美國國衛院規模最大

如前所言，美、英、法、澳洲等國均設有國衛院的相似機構，這幾個國家的經濟與競爭力，與其科學研究有非常密切的關係。

美國國家衛生研究院（National Institutes of Health，簡稱NIH）成立於一八八七年。美國的國衛院歷史最久、規模最大。

一百多年前，因為當時來美的歐洲移民罹患黃熱病、霍亂等感染症，影響到美國人民的健康，且歐洲科學家已經得知微生物是造成疾病傳染的主要原因，是故美國成立第一間以研究微生物為主的「衛生實驗室」（Lab. of Hygiene），點燃了NIH研究的第一把火炬。

一九三〇年美國總統胡佛簽署NIH法案，正名為國家衛生研究院。NIH現在已是全世界最負盛名的醫學研究中心，目前已有二十個研究所，佔地三百英畝，有將近八十棟的研究建築物。

NIH從起初三百元美金的預算，二〇〇二年已經增加到超過二〇三億美元的研究經費。NIH帶動了美國醫學研究的發展、提振生物科技產業，以及推動美國甚至全世界重要研究機構之學術水準的提升。

NIH的研究區塊劃分為院內研究與院外研究兩大範疇，院外的預算為八十％以上的比例，透過簽約與經費補助的方式，支持美國以及美國境外約二千多個研究機構和大學的研究計畫；其餘的預算則分配於院內的研究，以及院內與院外共同的研究計畫。

吳成文在美國學術研究初起步時，曾經得到NIH的「研究事業發展獎」，以及「特別研究學者獎」。他在美國幾個重要大學進行研究二十三年間，一直接受NIH研究計畫充分的支持，未曾間斷，也因之能在美國科學界快速竄起，生根立足，所以對NIH的運轉模式至為熟悉。

兼之，吳成文擔任過NIH生理化學和臨床科學研究計畫審查部的審查委員長達八年，對

NIH何以將如此龐大預算支持院外研究計畫的精髓更是瞭解，這即是NIH非常知名的同儕審查（peer review）系統。

同儕審查揀選卓越計畫

首先前來申請預算的研究計畫，必須經過該領域傑出學者成立的委員會，共同評選來案計畫的優先順序、科學價值，以及是否符合NIH所推動的研究主題等。由於參與審查的都是國際上知名的科學家，所以學術審查的標準極高，而經過審查委員充分討論與篩選的研究計畫，均是一時之選。

「我在NIH擔任學術審查委員的這八年同時也學到許多。」吳成文說。也因為他對NIH同儕審查制度的熟悉，以及瞭解其提升學術研究的功能，所以吳成文回台後積極引進此學術審查制度。

此前台灣其他單位提供學術研究經費亦經審查，但是國內因囿於地域之隅以及人才所限，難以進行高水準之審查。因之國衛院十多年來均邀請六十餘名國際級科學家回台，並結合國內最優秀的學者，進行審查國衛院的院外學術研究計畫，以維持研究計畫的高水準。

NIH的研究水準之高，當然有其背景因素，例如其歷史悠久、預算金額龐大、美國地大人才濟濟，以及院內有十分卓越的科學研究團隊等諸多因素。科學的進步在於擁有卓越的科學家，研究計畫的勝出在於高水準的審查與競爭，兩相促動激勵之下，當然創造了NIH如此驚人的學術能量。

所以，吳成文與藍忠孚的第一個師法對象即是NIH，為了更瞭解其細節的運作以及關鍵技術，吳成文還特別送蔡淑芳到NIH受訓半年，期能學習到NIH學術審查的精義。

英國學術評議會重視臨床、研究雙向轉譯

再說英國的醫學研究評議會（The UK Medical Research Council，簡稱 MRC），其設立為根據英國皇家憲章，研究經費由政府補助。MRC設立的宗旨為：促進醫學與相關科學研究，來改善「人類」健康。

MRC非常重視臨床研究，尤其是將已經確知的研究結果應用於臨床，此即為基礎、臨床與研究的轉譯研究（Translational Research）。MRC同時也支持其他學術單位的臨床研究，這項補助計畫已超過七十年的歷史。

英國的MRC為以財團法人的方式成立，每年由英國政府科技部編列預算捐助MRC，與NIH隸屬於美國衛生部的組織模式不同。MRC自一九一三年成立以來，已經為英國以及全世界帶來許多重大醫學發現與成就。

例如一九二七年弗朗明爵士（Alexander Fleming）發現盤尼西林可以抑制細菌，日後，盤尼西林遂成為二次大戰後，抑止感染症擴張非常重要的藥物。一九五三年華生（Watson）與克拉克（Crick）解開了DNA的分子結構，從此醫學科學研究進入了分子生物學的世代。這些均是MRC對世界人類健康與科學發現的重大貢獻。

MRC為全方位的醫學研究機構，由於重視將研究轉化為實用，因之致力於實證醫學發展，亦把與國際上的合作關係視為高度優先，同時設立衍生公司將MRC的研究成果進軍市場，以獲取商業上的利益。

因其為財團法人的組織機制，所以得以更彈性地透過研究補助的方式，提供研究訓練，並與其他學術單位建立夥伴關係，共同開展研究。

吳成文與藍忠孚仔細研究歐美這兩大學術機構的異同與運作精神，兩人且一起到NIH與MRC實地去瞭解參訪。而MRC由政府支持的財團法人機制，也是後來國衛院效法的模式。

法國國家衛生及醫學研究院廣設研究中心

除了前述兩個學術研究機構之外，法國的國家衛生及醫學研究院（Institut National de la Recherche Medicale，簡稱ISERM）也是他兩人認真瞭解的對象。ISERM為一進行科技研究的公立機構，成立於一九六四年，其組織受到法國政府研究部與衛生部的監督。

迥異於NIH與MRC之處為，ISERM其研究單位分散在法國境內的大學與醫學院，因之ISERM在全法設置了將近三百六十五個之多的研究中心。它同時也與歐洲各國進行密切的合作，例如與德國的癌症研究中心設立聯合實驗室，與英國的Glasgow大學連線研究等。ISERM非常重視臨床與訓練，除研究人員約六千餘人之外，尚有博士班學生約二千多人。由於ISERM設有二十一個臨床研究中心，因之所支持的生物醫學研究範疇甚廣，包括基礎的生物學以及公共衛生等全部涵括其中。

吳成文曾於一九七九年到法國巴斯德研究所任ISERM客座教授一年，其研究經費即是由ISERM提供，所以對ISERM的組織運作也有相當瞭解。

澳洲國衛院後起直追

除了以先進國家為師之外，吳成文、藍忠孚兩人亦關注到與台灣地域最接近，且人口與台灣差不多的澳洲國家衛生研究院。澳洲國衛院設立的歷史最短，但是研究作得相當出色，迄今澳洲已經培養出五位獲得諾貝爾獎的科學家，值得注目。

澳洲國家衛生研究院（The National Health and Medical Research Council，簡稱NHMRC），因其與英國深厚歷史淵源之故，所以NHMRC其組織架構、經費來源與MRC最為近似。

值得一提的是，澳洲在國家的科技預算與台灣近似的背景下，卻在NHMRC成立之後，從生物學和農業的基礎研究發展到生物科技的研究，進步得非常神速。這與政府穩定的科技政策、長期的研究規劃，以及強力支持NHMRC的發展有非常密切的關係。

在進行他國國家衛生研究院的觀察中，吳成文對於未來我國設立國衛院的願景與理想，充滿期待。他與藍忠孚兩人均是規劃小組的超級義工，兩人並不支薪，只領取政府規定的車馬費，但是工作起來可是幹勁十足。

兩人分享觀念，共同參訪、研讀資料，並拜會如MRC與NIH、ISERM等的一級主管，甚而院長，一切的構想均逐一篩選、仔細周觀地磋商、討論，所以規劃的工作進度非常順暢。

註釋

註一：行政院組織法延宕二十多年，直至二〇一〇年立法院方通過。

註二：有關二〇二兵工廠事宜，文後詳述。

註三：有關國衛院的設立，《生醫開拓手——吳成文》略有著墨，唯本書描述之過程背景較為詳盡。

14 眾志成城，創造台灣生醫科技願景

規劃報告總共花了六個月的時間，送達衛生署。這六個月，藍忠孚與吳成文經過國衛院規劃小組學術諮詢委員會、國衛院規劃籌備協調委員會的充分討論與修正意見之後，迅速的進行，方提交到行政機構。

國衛院諮詢委員會集結國內外傑出的生物醫學科學家，例如國外的曹安邦院士、錢煦院士、何曼德院士等，國內則有醫界的耆老宋瑞樓院士、李鎮源院士等，他們都是國內外最受尊敬的學者。

至於國衛院規劃籌備委員會則含括當時各大學校長、醫學院院長、醫學中心院長等，均為醫界的領導者。因之，即連規劃報告的細部，都經過大家仔細的商議。

國衛院的設立，為的是帶動、整合全國醫藥衛生研究，使台灣有國際上的競爭力，所以國內外學界與醫界，對國衛院的支持非常重要。在經過充分的溝通，以及衡估國外醫學研究狀況、國內的生物醫學發展前瞻，規劃報告中有數個重大的決定，明確點出未來國衛

院的發展方向。

國衛院的任務與使命

國衛院成立的目的為增進國人健康生活福祉，提昇我國醫藥衛生相關領域的研究能力。依據這個大目標，國衛院有其重要的六大任務以及使命。

此六項研究任務為：解決國人重大醫病問題、整合醫衛研究領域、發展尖端生物科技、訓練科技研究人才、擔任醫衛智庫角色，以及促進國際學術交流。

二十一世紀為生命科學開展生物醫學發皇的世紀，各國均在競爭的起點上，我國如果能夠把握這股世界潮流，料準致勝關鍵，其實很有機會在新世紀的科技舞台上佔有一席之地。

在二十一世紀生物科技領航的世代下，研究為生技產業重要的基礎。生物科技相關產業有七〇%至八〇%的產值為集中在醫、藥相關產品，同時為高腦力、高水準人才集中的智能產業，由於其研發過程與製造過程中無污染，非常適合地窄人稠的台灣發展。

然而生物醫學相關的研發投資金額大、研發時間長，對民間企業來說其風險較高。所以先進國家在起始之際均由國家帶領，投資國家預算於研究開發，待有成果之後再移轉至民間。

我國醫藥相關產業過往雖欠缺研發的經驗，然而台灣卻有一個強處，在於最優秀的人才幾乎集中在醫藥相關的科系，所以若能由政府主導，以社會的高水準人力資源，進行策略性投資於醫藥衛生相關的研究機構，日後於研究成熟之際為產業建立技術平台，再轉移到業界，將可以成為台灣未來經濟的核心競爭力。

擔當醫衛功能智庫角色

這是規劃報告的策略化思考，同時也是上述兩委員會中醫界大老與國際學者專家的智慧結晶。但在國衛院的六項任務使命中，有一項卻是其他國家其相似機構所沒有的研究方向，此即為將來國衛院需擔任醫衛智庫功能的角色。

我國全民健保於一九九四年全面實施，為一項重大的國家政策。歐美先進國家如北歐三國、英國、加拿大皆有全民健保，這是國家立意甚佳的社會政策，但是當人口結構逐漸高齡化之後，亦將成為政府非常沈重的財務負擔，甚至影響到國家的經濟，英國即是明顯的一例。

世界超級大國美國雖然一直處心積慮地規劃全民健保，不過亦不敢貿然實施（註一），即在於社會經濟未來的負荷能力為其重要的考量。

以全民健保為例，我國實施全民健保對國人健康及經濟之影響，其實並非眾說紛紜的臆測而已，必須經過科學的研究實證來檢視，才能真正地評估其長治久安的功效。

但如果為了實施全民健保，而再設立一個研究全民健保其利弊得失的學術機構，在專研全民健保人才有限的情況下，似乎也不可行。因之規劃小組將其列為國衛院的重大研究目標之一，在於國衛院成立之後，可廣邀國際暨國內專家進行研究，是一個較具實效的作法。

規劃報告將此構想提出，亦獲得學術諮詢委員會的認同，所以國衛院在世界其他相似學術機構中最特殊之處，即在於有特定的學術研究團隊，專研政府的醫衛政策，或是未雨綢繆地進行我國醫衛領域前瞻性之政策建言。當然，其最大的功能為以科學的研究證據為基礎提供政策建言，以提供政府作為施政的參考。

建立多元性學術預算機制

而有關國衛院研究區塊的劃分，最後決定參照美國及英國的體例，區分為院內研究及院外研究兩大範疇。

不過與美國最大的不同在於，國衛院的院內研究團隊並不能參與院外研究的徵求計畫，所以院外研究為專門提供研究預算予國內其他的學術研究機構，來進行公開的研究計畫徵求，其預算與院內研究預算分開。

這個決定是經過多次的研商方才確立下來的。先就提供研究經費予院外研究的決議來說，過去我國各學術單位的研究預算均為國科會支持。國科會為了鼓勵學術研究，一般而言研究計畫的通過率為七〇%至九〇%左右，在學術發展初期的萌芽階段，台灣因為人才有限，需要大量養成研究人才，確有其必要性。

但是研究經費的通過率高，表示研究資源勢必分散，在大家通通有獎的情況下，有限的預算金額，不能強力支持卓越與長期的研究計畫，這將會影響學術長期的發展。

然而國科會若是企盼激勵高深的研究，例如以較低的通過率，來篩選優秀的研究計畫，事實上有其困難。因為台灣的研究人才極有限，如果以單一預算提供的機構，只著重金字塔頂端的研究人員，有限資源將過度集中，其他尚待養成的學者，反而喪失了研究的資源，這個影響更為嚴重。

為突破國內學術研究當時所處的困境，規劃小組經過多次討論，決定提供預算予院外的學術單位，來帶動長期與卓越的研究計畫，也藉此建立我國多元學術預算的機制。日後，各個不同的機構提供不同的預算模式，不僅可激勵長期與深耕的研究，同時亦能培養新興的科學人才。

任務導向型的院內研究

然而國衛院為何要成立院內的研究機制呢？

要提昇國內的研究水準，不止於提供預算而已，必須要有學術上的帶動，而這就需要高水準與高層次的研究。如同NIH與MRC一樣，其院內的研究耀眼與傑出，足以成為其國家醫學科學的領導模範。不過吳成文對未來國衛院的院內研究與NIH、MRC其功能，卻有不盡相同的構思。規劃中國衛院的院內研究為任務導向型，其首要為解決國人重大的醫病問題。例如國人重要的感染症問題（腸病毒、登革熱等）、國人重大與特殊的疾病（肝癌、肺癌等），這些研究需要與國內其他學術單位共同合作，並以卓越的院內研究為核心，方能帶動其他學術單位的高層次研究。

有了這種思索，國衛院的院內研究，針對我國的需求一共規劃了十個研究組，包括：癌症研究組、感染症研究組、分子與基因醫學研究組、生物統計與生物資訊研究組、醫學工程研究組、生物技術與藥物研究組、職業醫學與環境衛生研究組、醫療保健政策研究組、老年醫學研究組、精神醫學與藥物濫用研究組。

以財團法人方式成立

對於國衛院的組織型態，一個重大的決定是，它如同英國的MRC一般，為以財團法人的型態成立。選擇以財團法人的方式成立，也經過多次的研商與討論。

當時也考量到其他的可能。學術諮詢委員們認為若是以政府的機構方式成立，其好處為組織的成長將較為穩定，不過要成立政府單位有些困難，當時政府正積極進行瘦身計畫，預計每年縮減五%的公務人員員額。政府計畫瘦身，但又要成立新機構，這在邏輯的思考上是衝突的，也不容易得到立法機構的認同。

另一個因素則是台灣過去的歷史包袱。以往所有的軍、公、教人員其薪資為平頭主義，因此大學教授無論其研究及教學的表現如何，薪水皆一致。這種核薪方式與國外研究機構，依其學術成就來核薪大不相同。

兼之，我國教授的薪資偏低。我國教授的薪水約是美國的三分之一，即令與亞洲地區的香港、新加坡、日本相比，也是其三分之一或是二分之一而已，在國際人才競爭上，相當困難。

生命科學研究為以人才為主的角競市場，必須仰仗擁有研究實力的優秀人才，以及資深的科學家來帶領，因此在國際上與他國競爭人才的取得，勢不可免。國衛院以財團法人的方式成立，對未來於延聘高級科學人才的薪資將較具彈性，人事的任用制度亦然。以新機構在國際上的競爭力來說，財團法人的型態將較為有利。

學術研究必須與國際上重要的學術機構交流與互動。台灣因為特殊的外交條件，以政府機構的名義接觸國外的學術單位等，反而會遭致排斥，不若以民間機構方式、但是又具備政府任務使命的財團法人與之交接，反而順暢。所以國衛院若是以財團法人方式成立，於參與國際學術事務，其交流層面反倒更廣。

經過規劃小組與諮詢委員會的多方討論，最後的定案為國衛院將以財團法人的形式成立。

應發展智財權相關產業

而國衛院的成立也與當時國家經濟發展，亟欲再次躍昇的背景有關。

舉台灣經濟的發展為例，台灣是全世界資訊代工業的大本營，資訊工業的發展是上一世紀政府先見的政策與民間企業的努力，使得我國比亞洲其他國家於世界資訊工業鵲起的大潮流中，先登一步，也因之將我國的經濟提振至亞洲四小龍之列。

但是不諱言，我國所賺取的競技差額，在於有高水準的資訊人員從事此高科技的代工，所以才能有較高的競爭力。然代工再如何優良，其所賺取的利潤有定，我國有如此優秀的人才，因為未發展相關智慧財產的行業，所以一直無法得到智慧財產權產業所獲致的高利潤。

生物科技是新世紀的產業潮流，生物科技需要有高腦力人才的匯聚，以及精準的投資與發展策略，而最重要的是必須尋找到致勝的標的，創造出一個成功的個案，如此才能吸引業者跟進共同參與。這個基本的認知，最重要的是如何去執行它。

吳成文與一群具有理想的科學家就是以此願景為標的，希望為國家創造一個新的可能——擷取生物科技世紀的智慧財產利潤。而這是有成功的前例的。

二次大戰後崛起了兩個不被看好的國家，一是義大利、一是古巴。這兩個國家在戰後民生凋弊，政府貧困，但是經過數十年的精心耕耘，現在兩國已經藉著製藥工業與生物科技站了起來。國家逐漸脫離貧困，人民生活已逐漸好轉，這是經過將近四十年的投資與努力，所展現的成績。

台灣的起步未必是最早，但是也不算晚，重點是有一群科學家，願意跟隨這個願景，共同排除萬難實地去耕耘、去實現、去執行。

這是國衛院在規劃小組工作階段，吳成文與諮詢委員們抽絲剝繭所思索的諸多面向，也是國內外醫界耆老劭德與知名科學家們的智慧結晶，希望眾志成城，為台灣創造未來的理想。

註釋

註一：二〇一一年，美國的全民健保在第一位黑人總統歐巴馬強力領軍之下，經過數度修改、折衝，終於通過，但依舊被健保專家形容為東拼西湊的健保方案，足見全民健保實施的困難度。

15 國衛院從「胎死腹中」到「起死回生」

規劃報告送陳行政院之後，行政院將其交由研考會評估，這時規劃小組的工作看似告一段落了，不過一向馬不停蹄的吳成文早已著手進行上百場到全國各重要醫學中心、醫學院、區域級以上醫院，以及各個學會等，進行設立國衛院的說明會，以讓醫界瞭解國衛院的功能，與設立國衛院的必要性。

奇怪的是，國衛院的規劃案在研考會延宕了將近一年，還是沒有下文。吳成文打聽之下得知案子一直在承辦人員手中，為此他又前往研考會拜會主委及副主委，所得到的消息是，研考會將儘速處理，於是，他們只得再耐心等下去。

然後又聽得承辦人員是衛生署的離職人員，對衛生署所提出國衛院的案件頗有意見。例如承辦人覺得已經有了生醫所為何還要設立國衛院？如果國衛院將提供研究預算予其他的學術單位，那麼與國科會未來應當如何溝通及對話？這些問題吳成文均能夠回應，只是和承辦人員進行溝通有困難。

王昭明指點迷津

這時恰巧錢煦院士自國外回來，在署長張博雅的安排下，他們三人聯袂拜會研考會副主委，解釋國衛院的功能，副主委的回覆還是儘速辦理。不過等了一段時間，依舊如石沈大海。

等待是一件相當煎熬的事情，在數度溝通仍然停滯不前的焦慮中，又聽聞內閣即將再度改組，新內閣於半個月之後產生。這時行政院的秘書長為政界受尊敬的王昭明，吳成文急得不得法，於是在最後的兩個星期，面見王昭明，請教解套的方法。

王昭明指點了一條明徑，表示這件事必須讓行政院長郝柏村瞭解。國衛院的事情絕對不能拖，他火速與郝院長約下時間，再度與署長張博雅直接向院長陳報這一年多以來國衛院的規劃案件滯留在研考會的始末。

郝柏村聽了吳成文的報告後相當不高興，要求研考會於一個星期內將國衛院規劃報告交出來，一個星期之後，國衛院規劃報告終於在秘書長王昭明的桌上，但這卻是一件難以批示的公文。

研考會的承辦人對國衛院的規劃報告頗有意見，送到秘書長案上的呈核意見，寫了長達八頁共九大理由反對設立國衛院，此種意見陳到上級，真的是考驗上司的處理功力了。

吳成文事後知道王昭明的簽辦意見，深覺他在行政運作上的老練與分寸。當王昭明見到此文時，正是郝內閣倒數的最後二日，於是他在文中批示：留待下任院長裁決。此裁示，為國衛院預留了生機。

不過隔日報紙已經刊登出國衛院出師不利的消息，標題是：國家衛生研究院「胎死腹中」，幾乎是宣判了國衛院的死刑。倒是吳成文不為所動，他覺得，只要是做正確的、值得的事，一切為事在人、成事在天。

藍忠孚教授出國進修

辦公室的同仁沮喪極了，有人落淚、有人錯愕，尤其是執行秘書藍忠孚教授。他辛辛苦苦、不眠不休地將規劃報告完成，之後南北趕場舉辦說明座談會，闡述國衛院將來設立後的重要功能，對國衛院的成立充滿期待，卻又經過漫長無明的煎熬等待，似乎這一切的努力將盡付流水，國衛院成立的可能性已經微乎其微了。

吳成文也非常瞭解藍忠孚的心境，對藍教授來說，這是一個相當大希望的落空。這時適逢藍教授於陽明醫學院的年休假時間，他對吳成文說，想藉著年休假的空檔到哈佛大學充電一年，計畫離開規劃小組。

吳成文在國衛院成立與否尚於未定之天的狀況下，當然祝福他的決定以及感激藍教授這一段時日的辛勤。他依依不捨的送別藍教授，心中想著，國衛院將來若真能成立，也一定要再借重藍教授的長才。

新內閣由連戰繼立，連戰為了內閣行政事務以及政策的穩定及連續，繼續聘請王昭明為行政院秘書長。

國衛院起死回生

連內閣第二天，吳成文即與國衛院的諮詢委員們，包括宋瑞樓院士、李鎮源院士、曹安邦院士、何曼德院士、錢煦院士、何潛院士，以及陽明醫學院的韓紹華校長、榮總的彭芳谷院長等人，在內閣改組後留任的衛生署署長張博雅領軍下，一起面見連院長，向其陳述醫界期待設立國衛院的經過、重要性，以及目前的狀況，希望連院長能夠重新評估設立的可能性。

醫界大老以及國內外科學家如此同聲呼應設立國衛院，連戰隨即裁示重新評估本案。此時，錢煦院士適時建議，由於王昭明秘書長對於國衛院設立的始末最為熟悉，所以希望能由秘書長來處理國衛院的案件，連戰表示同意。

之後，國衛院的設立事宜，在連內閣重新審核之際，委由秘書長王昭明組成的跨部會指導小組，再次評估國衛院設立對國家的需要性與合宜性。

吳成文只知道此指導小組由相關部會首長組成，秘書長王昭明為召集人，密集地召開過數次會議。一個月之後，行政院消息傳來，已經通過國衛院設立的案件。

雖然不是正式的公函，但是規劃小組的同仁已是雀躍萬分。隔日，報紙媒體又以大幅的標題報導：國家衛生研究院「起死回生」。

爾後，行政院正式來函通知，衛生署即刻成立國家衛生研究院籌備處，同時聘請吳成文為籌備處主任。

國衛院籌備處開始

國衛院籌備的新時代開始了，這時藍忠孚教授已經前往哈佛大學任客座教授，籌備處隨即缺了一員大將。而籌備處當下最重要的工作為於立法院通過等之事宜，這是吳成文所不熟悉的，於是他又開始請教對立法相關事項熟悉的人。

他請教熟悉國會運作的人，問道：「一個新機構籌備成立，需要多久時間？」對方回答：「不一定，可以三年、五年，也可能一直在等待。」這幾乎是一個沒有期限的回答。

於規劃小組的期間，吳成文所接觸的多為醫界、行政首長、行政幕僚等，雖然奔波勞碌，但是當年能夠獲得支持，其原因有二：

一為，這原是台灣醫界與學術界一致的需求，他們期待打破過去醫界分歧的現象，提昇醫學科學研究的水準，以台灣作為一個學術的網絡模版，大家集合力量，挑戰國際先進的科學研究。

二為，吳成文期待錢煦院士能夠回國擔任國家衛生研究院的院長。錢院士在科學及行政上的高才大家有目皆知，他亦曾回國為生醫所開疆闢土，立下紮實的科學基礎，而也有回國的意願。所以吳成文每每對醫界言：國衛院成立後將邀請錢院士回國。因其事不為己，也讓人樂於支持。

吳成文心中確實認為錢院士為國衛院成立之後院長的最佳人選，當然他內心的期待亦常常與錢院士提起。錢院士每次回國均與他一起並肩作戰，兩人從生醫所到國衛院所建立的情誼，堅定與穩固。

籌備處階段的學術業務

不過有再好的規劃與人選，國衛院還是要通過立法院這一關，以及思考籌備處階段的重要學術業務。

先言學術業務的進行。在規劃小組時已經確立國衛院將有院外研究與院內研究兩大區塊，那時國衛院尚未真正成立，所以院內之研究計畫無法執行，但是可以於籌備階段支持各大學院校的醫學研究，同時訓練未來醫界需求的重要人才。這即是院外研究的區塊，因之只要在經費預算許可的情況下，已經可以逐步進行，來銜接世界上其他國家業已磨刀霍霍的生命科學世代。

有了這種構思，即刻付諸實行，第一個目標就是感染症專科醫師訓練計畫。首次感染科專科醫師訓練計畫在生醫所舉行，但這並非生醫所的研究業務，為更清楚區分生醫所與國衛院其研究功能與任務使命之不同，國衛院籌備處成立之後，隨即將本計畫移轉至國衛院，所有的預算亦在衛生署的計畫項下支付。

整合性醫藥衛生研究計畫亦是國衛院院外研究重要的業務，本整合性計畫為提供預算於其他之醫學相關研究單位，較不受國衛院成立時間的限制，過去亦是在生醫所執行，現在則已經可以轉移到國衛院。

上兩項業務為國衛院在籌備處階段，自生醫所移轉過來的業務計畫。因為預算需在一年前編列，當時衛生署署長張博雅在原先無預算的情況下，自衛生署撥出經費，大力支持這兩個計畫，有著遠見及魄力。

葉明陽教授肩擔議場重責

現在則是最重要的執行秘書人選了。規劃小組時代的執行秘書需要嫻熟的規劃能力，以及瞭解他國類似機構的組織運作，藍忠孚教授為不二人選。

此時由於藍教授已經出國，一來籌備處的執行秘書需要到立法院與委員們溝通、遊說，因之籌備處需要一位勤快、熱心的人，同時還要有學術的紮實背景，以及具有耐挫的功力。這種人選在學術圈中，還真需要點著燈籠細細尋找。

真是眾裡尋他千百度，那人正在燈火闌珊處；吳成文想到了曾經在生醫所的葉明陽教授。

葉明陽教授為國防醫學院醫科畢業、美國華盛頓大學醫學院博士，專研高等免疫學、微生物學，曾經是生醫所與國醫合聘的教授。他在生醫所期間學術研究優良，與他的博士後研究員、爾後升等為研究員的羅博倫博士，共同取得國內葡萄糖苷酸轉化一抗體複化物的專利，為一位傑出的科學家。

葉教授個性外向，善與人溝通，喜交友，為人非常熱誠，當時擔任國防醫學院微生物與免疫學研究所教授兼所長，與吳成文亦相熟，所以吳成文主動請他為國衛院操槍上陣，爽快與熱心的葉教授一口就答應了。

一個國衛院新的時代又開始了，離開挑燈夜戰討論與研議的歲月，日後在立法院也是三更燈火五更雞的奔走衝撞，吳成文與葉明陽兩人從對立法院生態、運作完全不瞭解的情況下，一路跌跌撞撞無師自通，一關一關地去遊說、去拜會，兩位學者為了國衛院的成立，真是辛苦備嚐。

16 立法院一讀通過國衛院設置條例

國衛院籌備處於一九九三年八月成立，九月份立法院新會期開始，行政院函送國衛院的設置條例予立法院，接下來即是議事處文送委員會，由委員會排入議程審查國衛院的設置條例。

這些行文的過程當時吳成文與葉明陽並不清楚，他倆只知道設置條例的一讀在法制委員會，必須拜會委員進行國會遊說的動作。

當時如果有經驗，他們大可請一位饒有閱歷的國會聯絡人代為溝通遊說。就是因為學者不瞭解議事的運作，倆人都是親自下馬，尤其是葉明陽教授，成為教授級的超級國會聯絡人。

立法院厚生會支持國衛院成立

葉明陽教授知道立法院次級團體厚生會，為不分黨派由關心我國醫療衛生政策以及社會福利措施的立委組成，他在厚生會中結識了一些委員，如現今已經卸任的黃明和、楊敏盛、高資敏等，吳成文與葉明陽一一向其說明成立國衛院的重要性，厚生會多位委員表示認同，為此還特別面見李登輝總統說明厚生會將支持國衛院的立場。

當時的立法院院長為國民黨籍的劉松藩、副院長為王金平，在立法院國民黨為最大黨，亦是執政黨，民進黨以及當時的新黨則是在野的反對黨，雖然人數不如國民黨，但是在議事上具有很強的扞格作用。所以吳成文也開始進行拜會三黨委員的行動。

他想到，自醫界出身的立委，因為有醫學的背景，應當比較容易瞭解成立國衛院的必要性。這些委員除了上述國民黨的黃明和、楊敏盛之外，當時尚有民進黨的洪奇昌、沈富雄，新黨的郁慕明等，他們應當會支持國衛院的設立。

計議既定，兩個人又前往有醫界背景的三黨委員處進行詮釋與遊說工作，這些委員們均表示支持，他們如此輪番的溝通、遊說、拜會，這時，法制委員會的程序委員已經排上國衛院的審議時間，當日輪值的主席為民進黨的李慶雄委員。

國衛院首次叩關委員會

當年李慶雄委員在主席台上主持會議，為國衛院把關一讀的程序，非常認真。他並在會前教導吳成文於委員會中，應當如何應對委員的詢問。吳成文一直非常感激他的協助。

會前李慶雄委員告知同一日其他委員會有重要的議題待詢答，所以許多委員均會集中在那裡，審議國衛院當日的會議只需兩位委員在場即可，所以應當可以快速過關。

委員會審查國衛院當日由衛生署副署長石曜堂出席，吳成文與葉明陽算是列席。第一次坐在委員會的會議室中，只見兩位委員，吳成文覺得非常不習慣（立法院委員會在法定委員人數簽名之後，包括主席只需三位委員在場，即可開會）。而這些議場的運作情形，以及日後國衛院每年均進入立法院審查其預算與決算，幾番論戰下來，吳成文才真正瞭解昔日李慶雄委員教導的開會技巧。

當日新黨出席的委員陳漢強上台首先詢問國衛院將來院址會在何處，因他聽聞可能是新竹師院的舊址，那時新竹師院規劃移至香山，陳漢強委員曾經擔任新竹師院院長，所以第一句話即說：國衛院不能碰那塊地，否則我反對到底。

吳成文當場表示國衛院永久院區絕對不會是新竹師院的舊址，不過他心底還是納悶，這是審查國衛院的設置條例還是新竹師院的土地？

之後，又一位以前擔任過公路局局長的國民黨立委嚴啟昌進來，他非常仔細小心，逐條提問、逐條討論。

吳成文記得國衛院設置條例中有關國衛院副院長原規劃為三人，各負責院內研究業務、院外研究業務，與行政業務等職責，但是嚴啟昌委員反對。他表示，立法院這麼重要的機構，也只有一位副院長，國衛院怎麼可以有三位副院長？所以一定要改成一位，否則就不讓國衛院的設置條例通過。

議場委員最大，為求國衛院設置條例能順利通過，副署長石曜堂與吳成文、葉明陽只有勉強同意。

第一次會議未能達陣

但是這逐條細讀下來時間就延宕了，其他委員會的重要會議已經結束，一群熱心問政的委員們，一剎時全湧入法制委員會的會議室。現在國衛院期待當日通過的可能性已經不高了，因為在場有許多委員均有各自的意見。

例如當時新黨的委員李勝峰表示反對國衛院以財團法人的型態成立，他認為財團法人是政府設立來逃避立法院監督的機構，所以持反對態度。這麼一發言，委員們紛紛上台質詢，即令所提出的問題與國衛院的設立無關也是照問不誤，一場會議下來，當然是進度緩慢。對吳成文與葉明陽唯一的收穫是見識了這一場委員會的會議，也讓他倆稍稍瞭解所謂立法院的問政，是怎麼一回事。

說起來他倆的拜會，既不瞭解要到各黨團的辦公室，尋找黨部的總召或是幹事長等的協助；亦不知道在委員會的審議，該委員會的召集委員最為重要；更不知道召集委員與程序委員的關鍵性；只知道一昧的走訪、拜託。

吳成文說，這就好像是一部電影的名字——呆呆向前衝，兩個人就是這麼卯足全力往前疾衝，一點也不怕出糗，而激勵他們的理念就是台灣成立國衛院的重要性。

第一次會議在委員們刪刪減減的修正條文中散會，國衛院的設置條例尚未審議完備，還需要安排第二次的會議，立法院的門檻算是跨了半步。

積極拜會準備第二次審查會議

有了第一次的經驗，吳成文與葉明陽在打帶跑的策略中，再次集中拜會的人選，這一次先進行拜會前次會議中反對的委員。例如，當時國民黨重量級立委關中，他反對的原因即是國衛院的成立與政府瘦身的政策相左，所以無法支持。

吳成文親自去拜會關中，逐一解釋為何要成立國衛院的原因，與現在世界科技競爭的實況，關中有禮貌的聆聽，表現出他的客氣。沒料到在後來第二次會議審查時，因國衛院為財團法人的組織型態，他還是提出反對的意見。

於國衛院設置條例二次審查之際，有其他委員亦表示，為免國衛院如其他政府設立的財團法人一樣規避立法院的監督，所以特別於第十五條註明：「本院於年度開始前應擬定工作計畫及收支預算；年度終了後應編具工作執行成果及收支決算，由董事會通過後陳報主管機關，再由主管機關報請行政院轉送立法院審查。」

這即是國衛院每年的工作計畫以及預、決算除需陳報主管機構衛生署、行政院主計處之外，尚須經過立法院審查的因素，也是我國第一個政府成立的財團法人單位需要經過如此謹慎的監督。吳成文亦認為國衛院開創的就是一個公正、透明的運轉，所以不會迴避民意機構的監督。他倆緊接著又去拜會當時最大反對黨民進黨的重要委員，如張俊宏、沈富雄、洪奇昌等，他們均表示支持國衛院在委員會的審議。

而一位旅美學界友人吳政彥介紹吳成文認識他的中學同學，也是當時立法院副院長王金平，吳成文急忙前往，向王金平副院長逐一解釋國衛院成立的始末等等。這一場說明花了不少時間，但是王金平非常仔細與和善地傾聽，他時而發問，例如國衛院將來的規劃與國家發展等，均能切中問題核心，看得出來王金平的閱事能力與幹練的特質。

會晤之後，王金平亦表示支持國衛院的設立，吳成文滿懷感激地離開。他想著，大家都盡力了，就看第二次的委員會議了。

國衛院設置條例一讀通過

第二次會議中針對國衛院設置條例的條文，各位委員的意見就更多了，例如政府官員於董事會中的人數比例、國衛院的創立基金等等。只要是不影響國衛院獨立學術機構的研究精神，吳成文均表同意，但是有兩個條文卻是吳成文堅持的，並且也一一說服在場的委員瞭解他必須堅持的原因。

例如設置條例第十二條：「本院設置諮詢委員九人至十七人，任期三年，由董事會遴聘之。」與會的委員覺得有董事會的運作即可，為何需要諮詢委員，建議刪除。

吳成文於詢答時表示，學術研究機構諮詢委員會的設立相當重要，其一是諮詢委員的組成，為國際上生命醫學界知名的科學家或是國內醫界大老，甚至為未來生物產業的領導者，他們重大的功能為提供全院研究發展的建議、及時的科學動態諮詢等，以及肩負全院學術審查的重責大任。這一群資深與專業的科學團隊，扮演著國衛院智囊的角色，是國衛院發展中所不可或缺的。

一席話說服委員保留此重要條例。

另一個與委員意見相左的是第十四條：「本院因業務需要，經董事會通過後，得於國內醫藥衛生相關研究機構，設立分支研究單位。」委員們覺得國衛院本部設立即可，為何還要在其他的醫衛單位設立分支機構，他們認為這是不必要的衍生。

吳成文解釋，國衛院成立的重要使命之一即是結合醫界，形成一個全國的學術研究網絡，將我國一向分散的研究集中起來，才能夠創造具規模的研究能量，在世界上與他國競爭，因之這一個條例千萬不能刪除。

委員們也聽進去了。

行政機構肥肉要減，但瘦肉要增

最讓吳成文印象深刻的是國民黨立委關中的質詢，雖說原先的溝通，他也客氣的聆聽，但在審查會議時他還是提出反對的意見。

他指出行政院在推動行政機關瘦身的計畫，預期減少五%的公務人員，卻仍提出國衛院的議案，他認為這是行政院以財團法人的名義欺瞞立法院，以達到膨脹行政機關之實的手段，他要求行政院長立即到立法院來詢答。

那時正好行政院長因公不克前來，關中要求行政院秘書長來說明，不久行政院秘書長王昭明趕到議場，他不急不緩答道：國家衛生研究院是未來國家發展必需的機構，不當的公務單位當然要瘦身，但是肥肉要減、瘦肉要增！王昭明一席氣概磅礴的話，說得關中與其他委員也含笑稱是。

雖說這一場會議中，委員們紛紛陳陳的說出許多意見，但在總體上均是支持國衛院的設立，一讀的條文在吳成文有所為有所退的情況下，終於通過審查。那一天吳成文與葉明陽高興極了，感覺這來來回回在立法院的磕頭、拜會、遊說、溝通，雖然辛苦，但是終於有開花落蒂的結果。

17 最後時刻，國衛院破繭而生

吳成文說：「委員會通過之後，我與葉明陽興奮極了，以為國衛院的設立已經沒有問題，後來才發現我們還真的是兩隻菜鳥，高興得太快了。」原來過了這個會期，新會期開始了，已經半年了，完全沒有消息。國衛院像是沒有人關心的孤兒，在塞車如麻的議案中，消失了。

法案如麻，國衛院必須挺進

吳成文終於忍不住了，他又前往總統府面見秘書長蔣彥士先生。他說明來意，蔣彥士告訴他，現在立法院有將近五千個案子排隊等待，審都審不到，所以才會一點動靜都沒有。不過他非常幫忙，馬上要秘書打電話到立法院找國民黨黨鞭廖福本、饒穎奇，告訴他們說有一位吳成文院士為了國衛院的事情，會去請教他們。

回到國衛院籌備處辦公室，他隨即請秘書安排時間，面見兩位國民黨在立法院掌舵的重要人物，一位是幹事長饒穎奇、一位即是總召廖福本。

台灣民意機構的政治生態獨特。過去在一黨獨大的時代，政府所提的法案或是計畫等，在立法院大概是輕舟飛馳萬重山的迅速，那時行政權獨大，立法院的功能有限。待得反對勢力興起，反對黨在立法院取得足夠的杯葛地位，雖言人數不若執政黨多，但是個個問政犀利，時常扞格議事運作，所以議場的運轉已經不若以往順暢。

每次召開院會之際，假使是重要的法案或是有爭議的議案，朝野均是總動員。這邊執政黨進行保衛戰，那邊反對黨進行杯葛戰，議而不決時，就清點人數來場大表決。議事的生態不變且過程緩慢，再也沒有過去那種輕騎可過的情況。

這種認知與瞭解，均是吳成文經過這一場國衛院辛苦設立過程洗禮所得的「國會經驗」。原來現在各機關任何一件其所認為重要的議案，無論是預算案、決算案、法案，均需要行政機構自己去運作，以排入立法院的議程，否則在堆積如山的案件中，根本無法等到審查機會。

現在他們兩個又開始第二回合的國衛院攻防戰，目標是將國衛院設置條例排入該會期的院會，戰術是拜會執政黨立法院的關鍵人物，而理想的標的則是該會期國衛院設置條例三讀通過。

拜會黨鞭難如登天

吳成文與葉明陽現在才知道，要排入院會的二、三讀，並不是那麼簡單，如果擠不進去，將如同執政黨仍在排隊的五千餘個議案一般，不見天日。

葉明陽又去打聽，之後對吳成文說，排院會議案程序的是廖福本委員，所以兩人決定鎖定目標去找廖福本。

透過總統府秘書長蔣彥士的介紹，終於約到了廖福本委員，是早上的十點鐘，吳成文與葉明陽準時到廖福本的辦公室。秘書告知委員還沒有進來，所以兩人就坐在椅子上耐心等待。辦公室人來人往，沒人理會他們。一個小時了，廖福本沒有回來，他們還是等，秘書也沒來告訴他們委員何時會回來。又過了半個小時，廖福本像艘大船一般地挪進來，他對兩人視而不見，一屁股就坐下來，低著頭似乎在批公文。

秘書對他竊竊耳語，他沒有反應。這時候一位拿著公文模樣的工作人員與他說了話，他在文件上簽了一下，那人又出去了。吳成文與葉明陽因為不知道廖福本委員在忙些什麼，所以也不敢打擾，悄而無聲地坐在那裡。已經接近中午了，廖福本突然站了起來，龐大的身軀又移出辦公室。

吳成文覺得不對，起身問秘書：「委員出去了嗎？」秘書回應：「委員有事出去了。」「請問，什麼時候會回來？」他非常客氣又問，「不知道耶！」秘書答。

兩人面面相覷，亦不得要領，只得再等下去。又過了將近一個小時，廖福本還是沒有回來。吳成文判斷今天是沒有辦法與廖福本談到話了，所以與葉明陽離開了辦公室。這是第一次與廖福本見面的經驗，他倆人坐在辦公室將近三個小時，廖福本連正眼也沒瞧他們一眼。

趁興而去敗興而歸

第二次約見，吳成文與葉明陽也是坐了將近一個小時，才見廖福本進入辦公室。廖福本還是坐到他先前的那個位子，也沒有跟客人打聲招呼，低著頭像是批公文的樣子，這時候有一個人進來跟他商量好像是排甚麼順序似的。

吳成文很著急，明明跟他約好，但是廖福本就是不理不睬。這時候，那個人又出去了。吳成文忍不住了，走到廖福本的身旁說：「委員，我知道您很忙，我是中研院的吳成文，是總統府秘書長蔣彥士先生介紹來訪的。有關國衛院設置條例的事情，希望您排入院會。」廖福本望了吳成文一眼，說：「我知道這件事，你等一下。」好不容易跟廖福本說上話，所以吳成文追著不放說：「請委員幫忙排進去。」這時廖福本倒很爽快說：「你要排第幾？」吳成文根本不知道要排第幾，所以接口道：「看委員安排就好，我們希望院會能夠讀到。」廖福本說：「那麼排第八好不好？」吳成文想著有五千個案子在等，能排到第八案，已經不容易了，所以滿懷感激說：「謝謝委員，只要能夠讀到就好了。」

廖福本還說：「我本來已經都排好了。」他對秘書喊著：「快去叫他回來。」秘書急忙打電話，沒多久，那位拿公文卷宗的人又跑了回來。只見廖福本拿起大筆一揮，對吳成文說：「你看，我排進去了。」真正是第八案，吳成文與葉明陽是感激萬分地回到籌備處，以為一切均已妥適。

到了院會時間，葉明陽趁興而去卻是敗興而歸，回來對吳成文說，一整天下來還是沒有讀到。兩個人既是心焦，也沒了方寸頭緒。隔天，葉明陽又去打聽，帶回來的消息是，三黨朝野協商早已議定，院會只討論到前五案，不是在五案以內根本讀不到。

這真讓吳成文有被耍了的感覺，原來三黨早已協議好只讀到第五案，當時對廖福本願意幫忙還是千恩萬謝，看來他與葉明陽還真像是兩隻大笨鵝，獃頭獃腦愣極了。

那時會期已近尾聲，正是春寒料峭時刻，葉明陽為了瞭解院會的運作，往往一清早就到立法院苦守在議場外，就這麼東問問、西聽聽，只要聽說院會將挑燈夜戰，一會兒也不敢離開。一個大學教授，真是比其他機關的國會聯絡人更認真、更辛苦。雖然如此，兩人因為對議事程序不嫻熟，還是不得其門而入。

幸得蔣彥士大力協助

吳成文覺得這不是辦法，何況會期已經快要結束了，如果拖到下一個會期，情況如何將更難以逆料。他實在不知如何是好，只好再去見蔣彥士先生。

吳成文對蔣彥士先生說：「現在朝野協商決定院會只讀到第五案，國衛院上次排第八案，是絕對讀不到的，所以還是請蔣先生特別關照一聲，請廖委員往前排到五案以內。」蔣彥士答應了。隔日，與廖福本辦公室約好時間，吳成文與葉明陽又到立法院，耐心地在他辦公室等他出現。

廖福本還是姍姍來遲，這一次吳成文見他進來，馬上走上前說：「委員，麻煩請您再幫忙，我聽說必須排到第五案以內才讀得到，這一次請您往前排。」吳成文也搬出總統府秘書長蔣彥士先生的關照等等，希望委員高抬貴手……。這一次廖福本很幫忙，他把國衛院排入第四案。兩個人總算是鬆一口氣出了立法院，想著，下次的院會應該沒有問題吧。

那時刻正是全民健保法案進立法院闖關的時刻，因為全民健保影響經濟、民生、人民權益甚大，所以朝野是爭擾不休，難謀共識，只要一到院會時段，就是朝野三黨大動員，大家均劍拔弩張互不相讓。政府又要求全民健保一定要通過，所以在院會排議案之際，一定是第一案。

不過因為當時社會輿論撻伐，批評立法院的議事績效不彰，輿論壓力甚大，因此朝野協商之際，民進黨與新黨亦要求將其他重要的民生法案插入，以能在院會中通過。這下子，國衛院又被擠出五案之外了。

葉明陽在立法院苦候了一整天，到後來才知道國衛院的案子根本不在討論的排序內，直是氣急敗壞地趕回籌備處，急著對吳成文說立法院紛亂的情形。這是無法料到的情況，已經是此次院會倒數第三天了，這個會期即將結束，健保法案還是朝野爭議的焦點，誰會注意到國家衛生研究院呢？

雖然已經去麻煩蔣彥士先生許多次了，然而吳成文亦是無法可想，蔣彥士先生是他唯一能夠請託的，所以吳成文再度與蔣先生會面。他對蔣先生說：「實在不好意思，每一次都來麻煩您！前一次廖委員真的很幫忙，不過因為朝野協商，又把國衛院給擠出去了。現在已經剩下最後一次院會了，廖福本委員又那麼忙，每次約時間都很困難……」見吳成文欲言又止，蔣彥士說：「這樣子辦吧，我叫人去說說看！」

吳成文對蔣彥士先生的關心真是感激莫名，為了國衛院已經數次來勞煩他幫忙，蔣彥士亦不曾拒絕過他，如同當年行政院秘書長王昭明先生一般，極盡全力幫忙。這兩位政界大老，是吳成文懷念不已的長輩。

議事艱難，法案折難不前

立法院的議事日程排出來之後，國衛院為第二案。吳成文與葉明陽將希望全部放在這最後一次的院會，所以他特別再到立法院拜會三黨的重要委員，包括民進黨的洪奇昌、國民黨的王金平、新黨的郁慕明，再三請他們在院會中幫忙。他們均表示一定支持，請吳成文放心。

隔日就是院會最後兩天了，離開立法院時刻已經是黃昏，凜冽的寒風吹來，冰澈筋骨。立法院中有兩位學者為了國衛院的設立，奔忙請託，不日不夜。已經盡了最大的努力了，吳成文心中想著，端看明日院會的結果了。

隔天一早葉明陽又到立法院守候了，吳成文在生醫所處理完重要的公文隨即到籌備處，想著或許已經有消息了。中午時刻，葉明陽打電話來說，早上全民健保吵個不完，根本沒有討論到任何一個議案。議場煙硝火藥味十足，葉明陽說，連下午都不樂觀。還是耐心等到下午吧，吳成文想著。

沒想到下午更糟糕，吵到議事桌都跳上去，這下子連主席都壓不住了，只得宣布休會，明日延會再議。葉明陽失望地回到籌備處，吳成文一整個下午沮喪極了，想著為了國衛院的設立，他投入了六年多的時間，一心想為國家建立一個生命科學的學術研究機構，為台灣將來的科學競爭力埋下基礎的建置。回憶這六年種種的歷程，自醫界的溝通到行政院、立法院，他逐一排解困難，往前挺進，今日卻在國會的殿堂如此地折難不前。

國衛院破繭而生

那天回到家中，已經是接近午夜十一點，吳成文輾轉反側，怎麼也難以入眠。寒夜，他披衣而起，想了良久，打了兩個電話，一是洪奇昌、一是王金平。

首先是洪奇昌，洪奇昌來自醫界，對於國衛院的設立非常支持，也瞭解國衛院對國家將來發展的重要。他接了吳成文的電話說：「我知道，看看明天院會的情況再隨機應變吧！」接著是王金平，王金平也說：「或許在朝野協商的時候會有機會，可以再試試看。」吳成文感謝道：「謝謝王副院長，我已經盡我最大的力量了，其他的就交給您們了。」

第二天，是立法院那一會期的最後一天。葉明陽又到立法院去守候了，十一點多，他打電話來說，還在吵，不過已經打聽出來，因為這一會期幾乎沒有通過攸關全民權益的民生法案，所以民意輿論嚴批立委的績效不彰，因之中午朝野協商時，有可能會先討論三黨都沒有爭議的議案，以對民眾交代。

下午二點多葉明陽又來電說，開會了，第一個案子就是三黨都沒有異議的國家衛生研究院設置條例。吳成文滿心期待，希望會有好消息。三點二十分，葉明陽來電，電話聲中掩不住興奮說：「通過了，恭喜！恭喜！」吳成文也對葉明陽說：「恭喜！恭喜！」

一九九五年一月，國衛院設置條例在立法院三讀通過，算算，從一九八八年院士會議提議設立國家醫學研究中心到現在，已將近七年，七年來吳成文孜孜勤勤一步一步地為國衛院打造新生的可能，終於在這一刻，國衛院破繭蘊生。

一九九五年二月，李登輝總統明令公布國家衛生研究院完成立法程序。這是國衛院的誕生，吳成文盯著它，盯得頭髮都襯白了。一九九五年也是全民健保實施的那一年。

當時台灣一切社會景觀依舊欣欣向榮，民生市場活絡，人民生活充裕有餘，是世界上人人稱譽的亞洲四小龍之一，國衛院與全民健保幾乎是站在民生條件高峰時刻下的國家政策產物。學術單位與社會民生沒有所謂藍天與綠野之別，不過大時代已經在改變，從國衛院的蘊生過程即可以瞭解，爾後國衛院的生長條件勢必還有極大的挑戰。

18 吳成文擔任國衛院創院院長

國家衛生研究院成立之後，最為重要的是根據設置條例成立董事會。國衛院首屆董事會的責任重大，除了必須通過國衛院的捐助章程之外，還必須尋找首任院長。

國衛院的董事會分為選任董事以及聘任董事，首次的選任董事為醫藥衛生學者及製藥業者專家，由衛生署提供資料由行政院選派；後者為行政院長聘請衛生署署長以及其他政府機關之首長擔任。

第一屆董事會名單為：李遠哲、錢煦、宋瑞樓、陳維昭、韓紹華、彭芳谷、張昭雄、戴東原、蔡喜雄，以及張博雅、黃大洲、徐立德等，後三位為擔任政府首長的聘任董事，當時，黃大洲為行政院政務委員、徐立德為行政院副院長、張博雅為衛生署署長。之後，由行政院長圈選張博雅為首任董事長。

董事會是國衛院的決策機構，重要的職責包括組織編制等之規章審核、年度業務計畫之核定、基金之管理、預決算之審核，以及院長、副院長的聘任等，所以在捐助章程確立之後，隨即需聘請院長。

前文提及在籌備處階段，吳成文於進行各種溝通、協調、遊說時刻，時常提及希望錢煦院士回國擔任國衛院院長。但錢院士於國衛院成立之後進入董事會，並於董事會中表示，他回國的可能性已經不高了，希望董事會尋找其他適任的院長人選。

一九九五年六月中旬，國衛院董事會召開會議，除董事們之外，尚邀請吳成文參加。會中還是討論有關院長的人選。

董事們提議由吳成文擔任國衛院的首任院長，所持的理由是，經過半年的遴選，雖然有投函之人，但審核不過，國衛院已經立法半年有餘，再這麼延宕下去，對國家將無法交代，既然吳成文催生了國衛院，應有責任將它養大。所以極力要求吳成文擔任院長乙職。

這是吳成文擔任國衛院院長的緣由。其實，當時中研院院長李遠哲已表示聘請吳成文擔任中研院副院長一職，所以，董事會要求李院長放人，在徵得李院長應允與吳成文同意擔任國衛院院長之後，董事會隨即陳簽衛生署，衛生署陳交行政院核准，緊接著一九九五年七月，國衛院正式的「籌備處」成立，其重責大任為規劃國衛院之成立事宜。

一九九五年的最後一天

當吳成文即將轉任國衛院院長的訊息傳到生醫所，引起了生醫所的驚慌與緊張。過去吳成文一直對生醫所的同仁表示，進行國衛院的規劃在於免除生醫所許多與研究無關的業務，例如院外研究計畫的執行與腫瘤專科訓練計畫等等，可以讓生醫所的PI回歸實驗室專心研究。且他回國最大的理想，在於將生醫所建設成為國際上知名的研究機構，所以不會離開生醫所。

現在卻事與願違，吳成文在各方殷切期盼下，必須到國衛院，這使得生醫所的同仁產生憂慮。

他們擔心吳成文驟離會讓生醫所群龍無首，所以由PI聯合起來舉派代表，向李院長請示：在吳成文任國衛院院長之際，可否也讓吳成文延留生醫所一年，以遴選及等待新所長上任，如此生醫所的業務方不致受影響。李院長答應了。

其實連生醫所的諮詢委員會也是非常擔心，所以亦請錢煦院士親自向李院長表示，希望吳成文能夠兼任生醫所所長一年，這一年同時尋找新所長，讓生醫所的研究業務銜接順暢。李院長也應允了。

有了李院長的同意，吳成文亦向國衛院的董事會以及董事長張博雅報告，在轉任國衛院的第一年，可否同時兼任生醫所所長，以幫助生醫所順利交接，張博雅與董事會都沒有意見。這時吳成文再三告訴生醫所的同事，大家不要擔心，他至少還會延任一年，來幫助生醫所將業務承交予新任所長。

一九九五年十二月三十一日，是國衛院正式成立的前一天，當日正是生醫所的所務會議，吳成文正向全所的代表報告說：今天是今年最後一次的所務會議，不過大家別擔心，明年他還是會在這裡……；話還沒有說完，只見秘書詹美玲匆匆地進來說，李院長有緊急的電話，請他務必去接聽。吳成文急忙出去接電話。

電話那端是李院長的聲音說：「……，恐怕生醫所的所長你不能接。」吳成文覺得奇怪，很納悶，怎麼突然在最後一天會有問題，所以他馬上去見李院長。

離開中研院生醫所

一進李院長的辦公室，隨即看見燒焦的大門。晨間的報紙已報導中研院院長辦公室因為熱水瓶電線走火，發生小火災，把李院長辦公室的門都燒焦了。

吳成文見狀說：「這真是一個意外。」李院長回說：「也許不是意外。……」吳成文奇怪的問：「你怎麼知道？」李院長回應：「人二說的。」

在十餘年前，各個公營機構尚有「人二」的制度，人二辦公室遭致許多批評，即連純粹的學術機構如中研院，亦不能免除人二的編制。李院長這時再說道：「你在國衛院兼任生醫所所長的事情，我去問了，不合法、不合規定；雖然我很支持你兼任，但是這幾天人二一直在問，我不能做不合法的事。」

吳成文一聽，原來如此，足見李院長有很大的壓力，他絕對不能因為這件事讓李院長為難，隨即回答說：「院長我瞭解了，今天我馬上辭職。」當下，吳成文也建議說，因為事出意外，生醫所目前沒有所長，是否可讓副所長李德章暫代所長，以維持所務的順暢，同時緊急尋找新任所長。李遠哲院長同意了。

生醫所的院務會議仍在等待所長回來繼續開會，吳成文回來後向全體同仁宣布，他無法續任所長，新的一年將由李德章副所長代理所長職務。在生醫所一片驚愕聲中，吳成文驟然離開了生醫所，心中縱有萬般的不安與無奈，不過已經接下國衛院的重責大任，他必須挺起胸膛往前跨步。

國衛院、生醫所共創生命科學基柱

一年後，生醫所終於覓得新任所長伍焜玉院士。

新舊任所長交接當日，生醫所特別舉辦了交接典禮，由李遠哲院長負責監交，所務則由副所長李德章交由伍焜玉院士。除了吳成文之外，宋瑞樓、李鎮源等多位醫界大老，亦以貴賓的身份參加交接儀式。

交接儀式完成之後，由監交人李遠哲院長致詞，李院長說道，吳成文是中研院最能幹、最有能力的所長，過去對生醫所的研究業務有很大的貢獻，現在他雄才大略去發展國家衛生研究院，希望國衛院將來的發展不會影響到生醫所。

一席話之後，吳成文繼而上台說話，除了介紹伍焜玉院士卓越的學術研究之外，更推崇伍院士為生醫所新任所長最適任的人選，生醫所在他的帶領下，一定能將研究發展推到頂峰。而國衛院與生醫所的合作更會密而無間，一起來帶動台灣的生物醫學發展。

之後宋瑞樓院士、李鎮源院士上台發言，亦強調國衛院的設立絕對不會影響到生醫所的發展，而兩個研究機構未來更可以相輔相成，互補基礎研究與任務研究方向的異同，大家共同為台灣的生命科學命脈，紮下更堅實的基礎。

伍焜玉院士更是以生醫所與國衛院未來的分工合作為言，說明這是建立良好研究網絡的方式，而台灣非常需要有生醫所與國衛院如此不同的研究單位，共同來建制、加大學術研究的合作模式。

未來，民意機構對於國衛院與生醫所功能之異同，雖不甚瞭解，但是上述的談話即已說明，學界的認知相當清楚，絲毫未見混淆。

19 國衛院蘊生，肩負任務使命

話說回國衛院成立時刻的人事變化以及安排。在國衛院成立的大工程中，一位很重要的人物，即是執行秘書葉明陽教授，他因軍職之故，在國衛院成立之後必須回到國防醫學院。這一段與吳成文在立法院並肩作戰的日子，是兩人生命中非常可貴的記憶。葉明陽功成身退回任國防醫學院，吳成文對他感念甚深，但是知道主任秘書的職缺得盡快補上。

國衛院第一任主任秘書于重元博士

繼任葉明陽職務的是在生醫所擔任過副所長的于重元博士。于重元研究人類乳突狀病毒，中研院生醫所成立之際，為第一批回國的年輕科學家，與吳成文一樣同是癌症研究小組的研究人員。于重元擔任國衛院的主任秘書，一直到吳成文自國衛院院長職務卸任，新的院長出任。

國衛院建院十年的時光，于重元肩擔重責大任，除了每年必須與吳成文到立法院捍衛國衛院的預算之外，最不容易的是國衛院建院土地取得後，要克服繁瑣法規條例，讓國衛院院區的興建得以動工，並督促國衛院永久院址竹南院區的工程，讓國衛院成立之後終於有自己的家。

吳成文常說，國衛院原本規劃有三位副院長，其中一位即為行政副院長之職，後因立委反對於設置條例中刪除。于重元擔任主任秘書，事實上其工作內容如同行政副院長，工作之繁重與責任難以言對。他是幫助國衛院十年來業務穩定發展的一位重要人物。

數位生醫所同仁加入團隊

除卻籌備處階段的同仁之外，國衛院成立之後，與吳成文自生醫所轉到國衛院的除了于重元，尚有秘書詹美玲與司機潘其銘。還有另外兩位倒是吳成文事先沒有預料到會來國衛院的，一是他的特別助理陳麗秋，一是他的博士後研究員朱伊文。

朱伊文爾後在國衛院任企考組主任，並曾兼任過院內處副處長，對國衛院爭取國科會中鋼計畫之預算貢獻良多，她同時參與吳成文院長實驗室的肺腺癌研究計畫，該計畫日後發展成為肺癌基因體國家型計畫，已經發表了多篇學術論文，此即為朱伊文於擔任吳成文博士後研究員時啟始的研究。所以她在國衛院除了行政之外，在學術上亦貢獻扉多。

目前朱伊文已離職到民間企業，為其對中草藥市場的開發暨研究有濃厚的興趣，曾擔任國內知名生技製藥公司的總經理，二〇一〇年更上一層樓與友人共同創業。轉戰民間企業的朱博士，一樣卓越出色，吳成文對這位高徒有著滿滿的祝福。

陳麗秋原擔任生醫所行政室主任，後擔任所長特別助理，吳成文擔任國衛院院長之初，她主動表示希望隨吳成文到國衛院，她在國衛院任秘書室主任，曾兼任行政處副處長。陳麗秋做事投入認真，擇善固執，斷事明確，工作速度極快，堪稱是最熟悉國衛院行政制度與公務系統法令規章之人，國衛院十年歷史的成長中，在行政上，有她許多竭盡心力的參與及表現。

此外，會計室林金雀、公務室鍾大發，也主動離開生醫所，到國衛院任職。

學術業務起跑，四處為家

萬事起頭難，國衛院才踏出第一步，首先要解決的就是辦公以及研究空間的問題。

先說國衛院的辦公地點。在籌備處時期，設在衛生署內的院外處已經開始進行徵求研究計畫的業務，已有將近二十名左右的員工。國衛院成立之後，首先在仁愛路與杭州南路交界的辦公大樓租下一層辦公室，讓國衛院院外處的同仁先在此辦公，來拓展院外處的業務。其後成立的國家衛生研究院論壇亦是在此處上班。

除了院外處之外，院內研究是吳成文與國衛院諮詢委員會規劃時，一項非常重要的業務，必須及早進行。所以吳成文向中研院生醫所商借了生醫所新建大樓的六、七、八樓三層樓面，約有兩千多坪，做為未來院內研究組以及行政同仁的辦公地點。

學術研究是與世界角力拔河的競賽，雖言國衛院方立法通過，永久院區尚無眉目，但是研究業務卻無法等待，必須及早跨入。隨著上兩處地點快速的飽和，國衛院必須四處為家，到各個醫學中心及生技研究機構商借研究地點。十年在外，依舊心繫研究，也是一段刻骨銘心的歷程。

在竹南院區未完成之前，國衛院兵分數處，散居全台。這一群科學人猶如部落一般，分佈在台北的台大、榮總、三總，以及生技中心，往南是台南成大與高雄高醫，結合上述的中研院生醫所共七處。

其實，對前述任何一個單位來說，其實驗室的空間均非常有限，真可謂寸土寸金，但是大家均願意把珍貴的空間借給國衛院進行刻不容緩的學術研究，而一借就是數年，讓國衛院成立之後，不致空轉，能快速與國際學界接軌，這種打帶跑的策略，如果沒有大家的協力，國衛院亦難以獨立成事。國內生醫學界對國衛院的期待與支持，是吳成文一直心懷感激的。

當年生物醫學研究預算偏低

國衛院於規劃之際重要的背景促力，為希望藉助醫學的研究來增進國民健康、改善民眾的生活品質，以及加速經濟的發展，並藉此同步提振我國發展生物科技的能力。

而當國衛院成立之前，吳成文於觀察國內的醫學科學發展，雖言二、三十年來已經有長足的進步，但是囿於學術的大環境，其發展已達到一個瓶頸階段，如無法破除障礙，將難以與國際抗衡。

障礙之一是，政府對醫學研究的經費分配過低。即令國衛院成立之後，以國衛院的預算每年約新台幣二十億元，加上國科會生物處有關醫、農、生物的研究預算約有四十六億元，加總起來一年有將近新台幣七十億元的經費。

反觀先進國家如美國國衛院，一年的預算約兩百一十億元美金，兌算出來約為七千億元台幣。當然我國的科技預算無法與美國相較，但如果以人口為基數來計算，美國人口為台灣之十倍，以其整體預算除以人口數，約為七百億元台幣；也就是說，僅美國國衛院的預算，即為我國整體生醫農研究預算的十倍左右。

即連鄰近的韓國，二〇〇一年政府投資在生技研發相關的經費約有新台幣八百五十億元，其成長率為全國研發經費的六十四%左右。韓國投注科學研究的策略顯而易見，為在實現其政府所定之「VISION 2025」的長程規劃，希望提高韓國高科技的研發能力，並藉助科技發展來繁榮經濟。

研究預算偏低已經是事實，再加上我國研究人員不足而且晉用缺乏彈性。薪資待遇比起鄰近各國更為偏低，以教授薪資而言，約為新加坡的二分之一，香港的三分之一，即連開放才二十多年的大陸也急起猛追，台灣不但國際徵才困難，更有高級人才流失之虞。

集合人才與學術資源以與國際競爭

前面吳成文已經數度指出，國衛院成立之初，我國生醫研究人數約三、四千人之譜，為先進國家一流大學或是具規模大藥廠的研究人數而已，在此情況下，研發能量已經受很大限制。

而過去因為平頭主義之故，所有的教授薪水齊一，無法與其研究水準評比，而若是公務機構，研究人員尚需要任用資格，種種缺乏彈性的舉措，對晉用專業人才相當不利。而這亦是吳成文回國之後，大聲疾呼，希望大力改善的地方。

另一個嚴重的研究困境為，我國醫學研究機構間的合作不足；因為各有傳統、各有師承，所以合作困難。缺少合作，所進行的研究計畫只是小規模，難以蔚成景觀，而在人力又有限的雙重限制下，若不合作，更難與國際競爭。

最後一個重要的因素是，缺乏國家級專責研究機構從事整合、協調及長期的規劃與評估。科學的肇基與發展需要學術的啟動與領導，國科會對我國科技研究扮演提供預算的功能，非常的重要，但其為替政府執行預算分配的行政機構，無法肩擔學術領導的角色。

因之，我國的確需要設立國衛院此一學術機構，並以其學術單位的定位，領軍任務導向之研究，同時發揮協調、整合學術研究機構的功能。

深耕本土具國際競爭力的研究

以上是吳成文埋首建立國衛院的背景環境。在國衛院成立開幕式的當天，他除了闡述設立國衛院的原因之外，最重要的是將國衛院未來發展的任務使命，簡要的敘述予與會貴賓：「國衛院的任務是協調及整合國內各醫藥衛生研究機構之研究工作、研究當前重要疾病、研究醫藥衛生政策及預防保健制度、推廣醫衛新產品與新技術的研究成果、培訓醫藥衛生研究人才、促進國際醫藥衛生研究之合作與交流等。」

吳成文為國衛院的任務註下詮解，初蘊生的國衛院便是在這任務的架構下，深耕本土具國際競爭力的研究，與逐一完成國內外醫學界希望它展現的功能。

二○○三年，當吳成文終於將十個研究組設立完成之後，他曾經慨然地說出：「國衛院自成立以來，即以全力推動醫藥衛生科技發展，延攬國內外傑出醫藥衛生人才，致力發展任務導向的醫藥衛生研究，期望以國衛院創造的研究環境與頂尖的研究人才，提昇我國醫藥衛生研究水準，拓展國家生物科技實力，以為新世紀生命科技世代，開創台灣的競爭利基。」

吳成文與國衛院的科學家及工作同仁，孜孜勉勉，從來沒有忘記大家攜手同進，昔日創設國衛院的理想。

20 國衛院院外處功能彰顯

吳成文在美國於康乃爾、耶魯大學進行博士後研究時，同時獲得美國國家衛生研究院的研究獎助，他獲得的是針對年輕學者的特別研究學者獎，以及研究事業發展獎（NIH Special Fellow Award, NIH Research Career Development Award），此兩項研究獎助，提供充裕的研究預算以及全額的薪資，讓吳成文可以專心從事研究工作，在美國的科學界快速的站立起來。

之後，他在紐約愛因斯坦醫學院和紐約州立大學石溪校區的研究工作，也一直得到美國國衛院的全力支持，學術上獲益匪淺。

建立我國多重獎助預算機制

先進國家其國家級的學術研究機構，無論是NIH、MRC、ISERM等，均有一個非常特殊的機制，即是支持其國內甚或是全世界研究單位、研究人員的學術研究經費。

研究機構如美國國衛院以及行政機構均提供經費支持學術研究計畫（如美國國科會與我國的國科會），不僅在功能上不相重，反而是特別設計的多重獎助預算規劃（multiple founding），為求提供不同形式且互補的研究資源。

NIH與MRC的院內研究與院外研究，即在此相互為濟的情況下，帶領其國家醫學科學研究的穩健成長。

國衛院的院外研究業務處（下簡稱院外處），其功能如同NIH以經費支持院外研究計畫一般，具有提振國內其他研究機構醫學科學研究水準的使命。

吳成文常說，國衛院的成立，院外處扮演著非常重要的角色，其提供醫界所期待的研究獎助與培育訓練，使得醫界瞭解國衛院的功能，進而支持國衛院的設立。

整合性醫藥衛生研究計畫

前文提及，國衛院的整合性醫藥衛生科技研究計畫共有三種型態，分別是群體計畫、創新研究計畫，以及研究發展獎助計畫，這些計畫的成立有其時空背景以及配合科學界的需求。

吳成文回國之初，發現台灣研究計畫多由國科會提供，且計畫均為一年期。研究人員年年申請，但絕大多數研究計畫由於時程太短，一年後均無成果，吳成文雖屢向國科會提出開辦多年（三到五年）型研究計畫，但都以政府預算一年一期的預算制度為由，表示無法做到。一年一期不易得到成果，同時國內研究人員不足，加上研究計畫評審制度未立，也造成研究計畫評審不易，大家通通有獎，通過率高達七〇%～九〇%。

因此國衛院籌備處成立之後，吳成文即率先進行提升我國學術機構研究的整合性計畫，補助較長期和充足的研究經費，此為國衛院院外處的主要業務之一。這個計畫開創了我國研究獎助的先河：一是嚴謹審查評鑑制度的建立；二為創立多年期的研究獎助機制。

先就多年期的研究獎助言，院外處提供三到五年的研究預算補助，支持長期且具規模的研究，並以充裕的研究經費支持卓越的計畫。在此前提下，研究計畫的評鑑與審核即相當的重要。

於此嚴謹的篩選中，國衛院院外處研究計畫的通過率為二〇%～三〇%左右。國衛院將充裕的經費補助予卓越的研究計畫與人員，加以多年期的支持。如此，即能在鼓勵學界研究風氣與支持卓越研究的雙重前提下，與當時國科會所提供的一般研究計畫區隔，兩相兼顧平行發展。

遴選卓越的研究計畫必須依賴高水準的評鑑。國衛院建立的學術評鑑機制，已在國際上建立知名度。有位國外的學者回國參與此學術評鑑，他同為美國NIH的學術審查委員，在參與國衛院的院外計畫評鑑後說，國衛院院外處的評鑑水準以及所精選出的研究計畫，絕對不輸美國的NIH。而來自日本的評審委員也訝異並欽佩台灣能夠實行高水準的學術評鑑，這在日本都極不易做到。

接下來，將以較多的篇幅，介紹此評鑑過程。

評鑑過程嚴謹專業

先言學術審查人員之組成。院外處的學術審查人員，為由國衛院聘請國內外傑出的醫藥衛生研究學者專家組成學術評議會。學術評議會下依計畫主題分設五組學術審查會，每一組學術審查會為國衛院依當年各組計畫數的多寡，聘請國內外相關領域的學者專家八到十五人組成，各組並設有召集人。

院外處的學術審查分為兩階段，一為分組審查、二為綜合審查。分組審查過程的第一步為書面審查，每一份研究計畫共有三位審查委員：第一主審（primary reviewer）、第二主審（secondary reviewer），以及評分委員（reader），此三人同時審查計畫，其中第一主審與第二主審必須各自寫下意見與評分，而評分委員則是只打分數不寫意見。

當該組的研究計畫審查完畢之後，該組的全體學術審查委員由召集人舉行會議，再一次討論審查的結果。

首先由研究計畫的第一主審報告此研究計畫的內容，以及綜合三人所評之意見暨分數，而第二主審與評分員亦可補充其意見與評分。待報告完畢之後，開放於同組其他審查委員共同討論，大家均可提供不同的意見，並充分討論。

完畢之後，主席會詢問審查此計畫的三位委員是否同意與會其他委員提供之意見，是否需要修改評分，在取得三人的共識後，全組委員建議本計畫評分之落點、期程、預算等。此第一階段的審查才算完成。

評分的標準為五個等次，分別是卓越（outstanding）、傑出（excellent）、中等（average）、尚可（fair），以及不推薦（not recommend）。在第一階段分組學術審查委員的所有計畫審查完畢之後，方進行第二階段的審查。

這時綜合會議由學術評議會的主席召開，參加會議的為學術評議會所有委員、以及各組的代表；每一組有兩位代表參加會議，一是該組的召集人，另一位則是該組共推的委員。

首先是各組將所有的計畫，依其評分的落點以及建議的經費，全部排序起來，爾後依據年度的經費預算先將切點找到。

根據切點的標準，各組再審視該組的件數是否與全組討論時一致，如果有意見，各組均能夠提出討論，全體委員此刻亦可進行微調。各組的分數均審核得非常嚴格，多年來院外處的計畫，很少於學術評議會中有歧見者，最多的狀況只為審視來年的預算，再進行調整而已。

國際學者參與之作用

長期熱心參與國衛院院外處計畫徵求審查的錢煦院士及羅浩院士，他們先後擔任過學術評議會的主任委員。羅浩院士即曾經說過，院外處的學術審查委員有將近六十餘位，其中有秀異的國內學者，但是多數均為國外卓越的華裔科學家，他們在國外已經得到學界的肯定，回國參與學術審查，除了奉獻一份心力之外，有幾個作用是大家看不到的：

一、這些華裔科學家長期在國外的學術界，也參與過許多國外像NIH以及NSF的研究計畫審查，較瞭解國際學術趨勢，以及國際的標準；

二、華裔學者與國內的學術界有空間的距離，較不熟悉國內學者的知名度或是輩份等其他種種，於超然沒有歷史包袱的牽絆下審核計畫，以學術水準來取決，因之，真正卓越的研究計畫自然容易勝出；

三、他們與國內學界沒有分享資源的利害關係，於迴避利益原則的前提下，也容易讓無法得到計畫的申請人，心服口服。

羅浩院士強調，在通過率門檻高的前提下，當然會有遺珠之憾，這是美中不足的地方，但是研究計畫的水平是相對的，所以申請者何妨再接再厲明年再來？讓自己不斷提升學術的視野，增加爭取到研究計畫的機會。

也因為高門檻，所以學界均以得到國衛院的研究計畫為光榮，也有許多已經是相當知名的學者，為了申請到國衛院的研究計畫補助鍥而不捨。一位醫學大學的副校長在得到國衛院院外處的研究經費之後，高興不已，因為他已經連續申請了六年，研究計畫方通過。這個例子充分說明國衛院院外處計畫於學界的高風評了。

當時國衛院希望以此不同的計畫模式、不同的獎助方式，來與國科會研究計畫的經費補助區隔開來，彼此互補，由國衛院支持卓越的計畫，而由國科會支持其他一般的研究計畫。

創立中心發展計畫

唯經過國衛院數年的努力，以及學界的高度肯定，國科會這幾年亦漸次改變其計畫經費與年限的限制，因之已有與國衛院相似的研究計畫補助模式，其計畫通過的門檻亦較低。

我國研究經費補助的模式，這幾年來也是經過多方的討論，國科會認為既然已經有與國衛院相似的預算補助模式，那麼為了避免相重的預算補助機制，何妨由國衛院改變其方式，以避免重複。

這幾年國衛院院外處的整合性醫藥衛生研究計畫，均沒有增加預算，國科會的研究經費卻已經逐步上揚，而如果國科會希望國衛院研究預算補助的模式改變，吳成文心中想著，台灣學術研究領域能夠做的事實在是太多了，國衛院可以再一次率先創新，來改善學術機構的研究環境，吸引資深與秀異的人才投入。

這即是國衛院「中心發展計畫」規劃的開始。國衛院中心發展計畫於二〇〇一年八月首次公開徵求。

這個構想的背景是，國內研究發展最困難的一直是人才的問題，以大學為例，教育部提供教授的薪資，而研究經費必須向國科會申請，對大學來說，教授的缺是一個蘿蔔一個坑，如果沒有教授的缺額，新人難以引進。即令有缺額，新人進入學校之後，在國科會的預算尚未申請到之前，既無研究經費亦無研究設備，根本無法進行研究。

延攬、支持優秀的科學研究人才，為台灣學術環境中最重要的一環，因之國衛院中心發展計畫為提供充分的研究計畫與研究人員的經費，作為該大學設立研究中心的先期規劃。此預算可支付新聘研究人員的薪水以及研究設備等，讓大學具有彈性來吸引優異人才，甚且可給予較高的待遇，來幫助大學解決人才引進的問題，並提升研究水準。

需保持多元預算機制

這個構想一提出，諮詢委員會隨即認同，但是對於是否將院外處的整合性醫藥衛生研究計畫終止的建議，卻不表贊同。

諮詢委員們認為，原先運行得相當良善的整合性計畫，其經費機制穩健，且因為審查嚴格，幾乎是國內研究菁英和卓越研究計畫的穩定研究經費來源，必須維持此研究計畫的運作。兼之，在高門檻的審核下，得到預算補助者視為榮耀，這份肯定得之不易。若是終止整合性計畫，非但可惜，對現階段的學界且無正面的幫助，所以沒有停止的理由。

在一番討論之後，國衛院除整合性計畫繼續維持之外，又增加了中心發展計畫，截至吳成文院長卸任之際，計有三個先期中心發展計畫執行中，分別為台大、國防與中興三所大學。

學術活動刺激成長，衍成研究團隊

除此之外，院外處尚且對外舉辦多種不同的學術活動，希望藉此促進學界的研究交流，與激勵研究團隊的形成。多年來，國衛院院外處已經舉辦了百場以上各種不同形式與領域的學術研討會，參與的人數不計其數，對我國的醫藥衛生學術界產生諸多提振的功效。

這些學術活動包括針對不同主題舉辦的「大型學術研討會」，如引進科學界新訊，促進國內外學術交流；邀請國際學者來台的「學術演講系列」；以及推廣學術新知與吸引培養新進研究人才的「教育課程系列」。

另有兩種學術活動為「研習會」（Workshop），以及類似國外Gordon Conference的「小型學術研討會」。

一、研習會

生物醫學科學相關的生物技術日新月異，發展得非常迅速，因之國衛院院外處的研習會，為針對新近醫學生物技術的研習舉辦課程，此課程的授課方式強調知識理論與實驗操作並重，可讓參與研習會的學員真正獲得新知與新技術。

所舉辦的課程如動物細胞培養、轉殖與基因剔除技術、幹細胞科技新知等等，對國內學術界有實質的助益。

二、小型學術研討會

至於小型學術研討會則是在吳成文回國之後，自國外引進的一種學術會議模式。

吳成文當年回國時，國內的學術活動大多為較大型的學術會議，這些會議或一天、或兩天，集結大學門領域的學者，論文發表後，討論與互動的時間簡短，會議結束之後，又群集而散，功能效益有限。

而國外有一種針對特定領域的學術會議Gordon Conference，以一特定的分類領域，如肝癌、基因轉殖、免疫學等，邀請該領域的研究學者，人數約在三十至五十人之間，以三天或是五天的學術會議為時限，大家聚集在一起，發表自己最近的研究，同時公開討論，互相交流。

這段時間大家生活在一起，有較多的時間進行深入的研討，由於是同領域的學人，所以對彼此的研究可以充分的交流。而會議中有許多為最新的研究進展，所以與會學者均有共識，不得在未發表論文之前，公開或引述會議中的內容。

這種學術會議的優點為，可自然地促進同領域的學者產生研究團隊，激勵校際的合作，同時研究人員也能共同討論台灣未來有關該領域研究的發展。

院外處十餘年來已經舉辦多場此類的學術活動，研討主題涵括心臟血管疾病、老人醫學、訊息傳遞及細菌基因調控等。其中某些研究領域已經形成團隊，發展出定期性的會議，對台灣的科學界卓有貢獻。

培育研究人才長期深耕

培育科學研究人才是國衛院的一項重大任務，院外處藉助各種學術活動、研究計畫補助等機制擔當此重任，除此之外更有針對國內醫學科學需求所設立的「人才獎助」，如「國衛院醫學雙學位及醫、牙博士學位獎助」、「國衛院博士後學位獎助」，以及「國衛院研究醫師獎助」等。

舉研究醫師獎助為例。這是一個非常特殊的獎助方式，首先是由各個醫院精選出最優秀的醫師且對研究有興趣者，推薦予國衛院遴選，獲選人可獲得由國衛院提供的五年獎助。

前兩年該名醫師可以選擇國內、外的任何實驗室深入學習，在實驗室訓練完成之後，後三年回到所屬的醫院單位，設立自己的實驗室，進行研究，這期間一個星期看診的時間不得超過兩天，而該名醫師其餘的收入差額，由國衛院補足。

此種獎助方式為培育優秀的臨床醫師進行研究，而培育一名醫師其五年的預算約為七百萬台幣，截至吳成文自國衛院院長卸任，已培育九位研究醫師科學家，這種長期的播種，也只有國衛院會如此默默的耕耘。

21 院內學術業務的定位角色

一八七〇年代，法國的巴斯德研究所發現微生物與人類的傳染疾病可能有關，自此開啟了醫學科學研究的新猷。當時歐洲正苦於霍亂、黃熱症的侵襲，傳染疾病的肆虐是百餘年前人類健康的天敵，醫學科學的研究即是在尋找方法，來解除疾病對人類健康的威脅。

美國國衛院（NIH）便是在這樣的背景下產生，因為當時來自歐洲的移民為美國公民的主幹，為了防杜新移民影響美國人民的健康，也為了保障美國社會的安定，以微生物學研究為基礎的美國「衛生實驗室」（NIH的前身），啟航設立。這說明出NIH的始創，最重要的動機為解決其境內重要的疾病問題。

國衛院的成立晚於美國的NIH將近一百五十年，其成立的基本任務之一亦為解決本土重要的疾病問題，與NIH設立的歷史背景相同。

於說明國衛院的發展策略之前，必須率先解讀國衛院的定位，方能周觀地詮釋國衛院無論院內研究、或是院外研究之基礎建置與研究的規劃。

國家衛生研究院之定位及功能

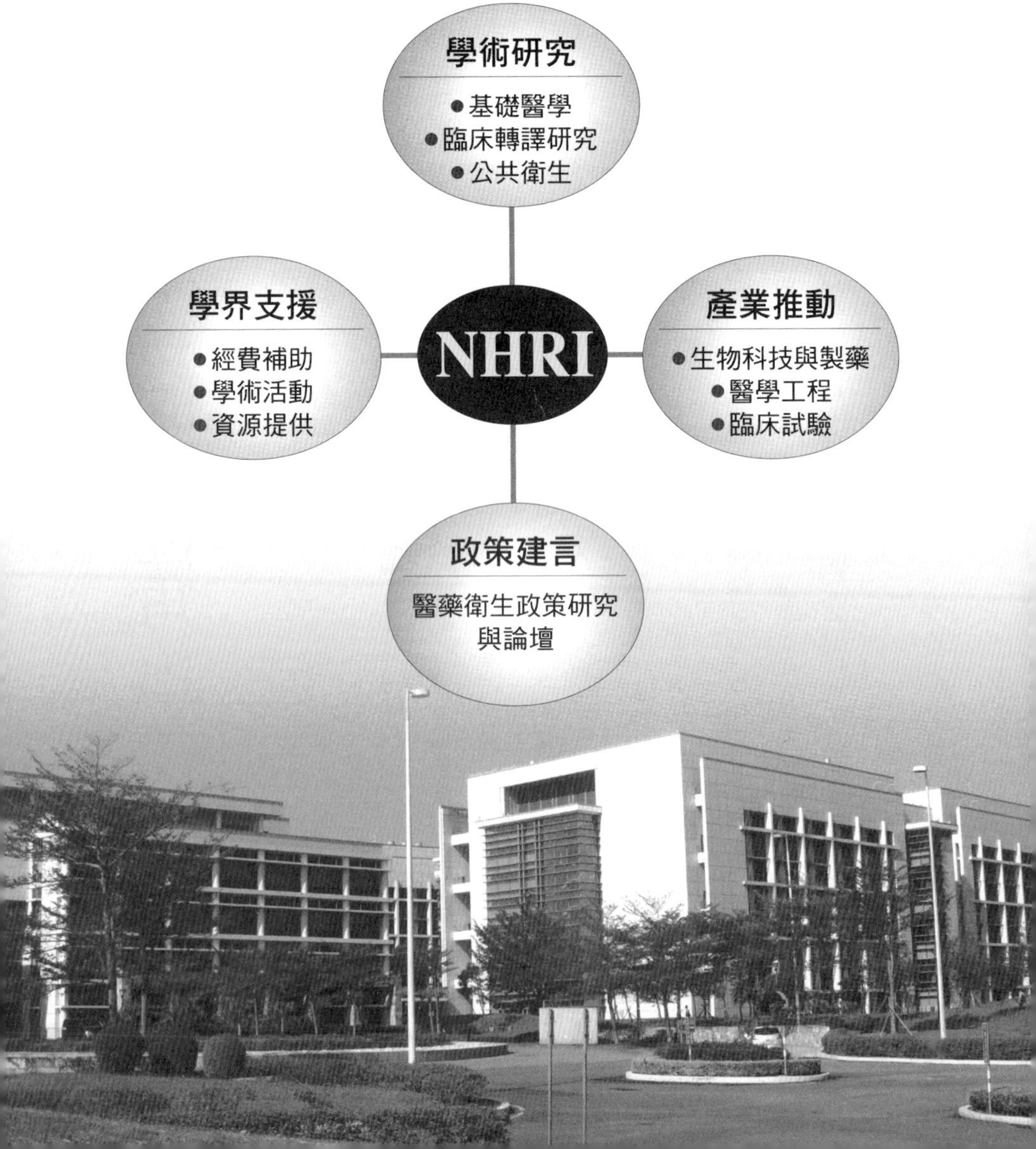
NHRI
學術研究
●基礎醫學
●臨床轉譯研究
●公共衛生
學界支援
●經費補助
●學術活動
●資源提供
產業推動
●生物科技與製藥
●醫學工程
●臨床試驗
政策建言
醫藥衛生政策研究
與論壇

這輻射狀的範疇包括學術研究、學界支援、政策建言、產業推動四個輪軸，是國衛院發展研究的方向。

以學術研究而言，國衛院必須自己進行卓越的研究，方能發揮啟動的角色；而其研究的領域涵括基礎研究與臨床的轉譯研究，以及公共衛生研究。卓越的學術研究成為國衛院激勵學界與帶動學界的模範。

推動生技產業

在產業的推動方面，國衛院以其院內研究的生物技術與製藥、醫學工程等，進行上游的基礎研發，而與中、下游臨床試驗等工作接軌。

然而產業的推動，自基礎到臨床，中間尚有非常重要的臨床前試驗、新藥配方和適量產階段，這些功能必須結合國內的學術單位，如：生技中心與工研院，大家一起來分工。

例如，臨床前之測試可以借重生技中心的團隊能力，進行臨床前的毒理與藥理等試驗，爾後即是工研院成熟的產品製程，來承擔藥方適量產的功能，下一階段才是國衛院及其他醫院進行的臨床試驗，之後方能轉接給下游的藥廠製造行銷。

這一條貫穿上、中、下游的合作模式，實際上為我國建立了一個成熟的生技產業新產品開發的技術帶，結合各學術單位及研究機構，充分發揮各學術團隊的產能，而國內的學術整合亦由此開始。例如，國衛院的新藥研究團隊為台灣唯一針對新藥開發的學術團隊，其水準不下於國際相類似的研究組織，現已有多個新藥（Drug Candidates）得到美國專利，其中一個抗癌新藥已經轉移民間製藥公司，並進行臨床試驗。

政策建言智庫功能

就政策之建言，國家醫衛政策的釐定，必須以科學研究的實證為基礎。在國衛院有兩個與國家重大醫衛政策有關的機制相互為用，一為學術團隊的醫療保健政策研究組，以及集結院外專家學者進行研議的國家衛生研究院論壇。

由於學術研究必須經過長期與深入的研究過程，其研究解決國家重大醫衛問題，成果雖可做未來決策的依據與指引，但政策未必在時效性與內容上，能夠全然配合社會環境的現狀以及政府現行的政策。

於是在時效與現狀考量的前提下，國家衛生研究院論壇採取以醫衛專家、利益團體、消費代表等，共同以研議的方式，透過多次討論會議，形成共識，進而提供建言書，來作為政府政策釐定的參考、醫界改革的依據，以及民眾教育的模本。

這一整套運作的機制，讓國衛院在學術研究的基石上，集合各方專業的精闢意見，發揮智庫建言的效能。

人才為科學研究之本

曾有人問吳成文，回台灣發展我國的生命科學研究，以他之觀點，甚麼最重要？吳成文常開玩笑說：「三民主義」——Three people principle：people, people and people！吳成文所指的people乃人才之謂，意即人才是最重要的。

科學研究以人才為基礎，而且人才的養成耗時費日。國衛院不但要延攬一流的資源與人才加入，同時要培養年輕的一流人才。

而國衛院主要功能之一為提供學界的研究支援，包括研究經費的補助、研究設備的建立、研究人才的訓練，並舉辦各種類型的學術活動等。其目的即在積極地以不同的機制培養我國的醫衛人才。

雖言人才是科學研究之本，然科技人才的養成必須要有穩定的經費做長時間的支持。而不同階段的科技人才，在培育期裡的需求皆不相同。

例如，博士後研究及方獨立起步的新研究人才，以及資深且具有科學研究經驗的教授級專家等，國衛院針對這些不同階段科學家的需求，設計了不同的計畫徵求方式，藉以因應各階段科研人才不同的研究企圖。

例如，鼓勵不同實驗室跨學門合作的「群體計畫」、支持國內最好的研究人員與計畫的「創新研究計畫」、以及鼓勵具有發展潛力年輕學者的「研究發展獎助計畫」；此三項計畫功能各異，但提供不同階段人才最穩定的學術研究經費，助其專心研究，使他們能各盡其才，充分發揮，以提振我國的研究水準以及國際競爭力。

提供學術研究資源

國衛院的研究資源處，歷年來開發與提供研究的資源與服務，來支援全國醫藥衛生研究。

舉例言之，「全民健康保險資料庫」以世界上龐大的兩千萬人的健保資料提供學術研究；具有公信力與專業的「細胞庫」核心設施；醫學中西文資料庫與電子書的「醫藥衛生研究資訊網」；以及生物資訊相關資料庫的服務，包括協助建置生物資訊網站、架設生物資訊鏡相站、以及資料分送與應用軟體服務等。這些研究資源的提供，除可節餘研究經費之外，亦能健全研究發展體系的網絡資訊，如此具有績效的分享學術資源，對我國醫學界其他學術單位的學術研究，有著莫大的助益。

吳成文知道，二十一世紀是知識經濟的世代，知識已成為驅動生產力、增強經濟力的元素，而這個知識元素即是科學的發展與實力。吳成文希望國衛院在這一場知識經濟的賽程中，是一具動力十足的火車頭，帶著大家的希望與使命，一起往前飆進探索。為維護國民健康以及建立國家長治久安的科學發展，國衛院這一具火車頭鳴笛開動，起跑了！

22 任務導向的院內學術研究

就國衛院的組織架構圖，其院內研究業務共分有十個研究組與四個研究中心。其中十個研究組為國衛院於規劃籌備之際，諮詢委員會結合醫界的意見所凝聚的共識。而四個研究中心則為國衛院十年發展過程中，因著世界科學界的疾速變化所設置的新學術領域：如幹細胞研究中心、奈米醫學研究中心；與肆應國內醫學環境需求必須建立的研究規模：如疫苗研發中心與衛生政策研究中心。（表一，見下頁）然無論是各個研究組以及研究中心，都可以觀察得出國衛院是任務功能性極強的研究機構，其院內研究有三個主要的範疇。

一、台灣近年來衍生的重要醫藥衛生問題，必須研究解決者。在這個範疇下有老年醫學、環境衛生與職業醫學、精神醫學與藥物濫用、醫療政策等。

表一：國衛院之組織架構

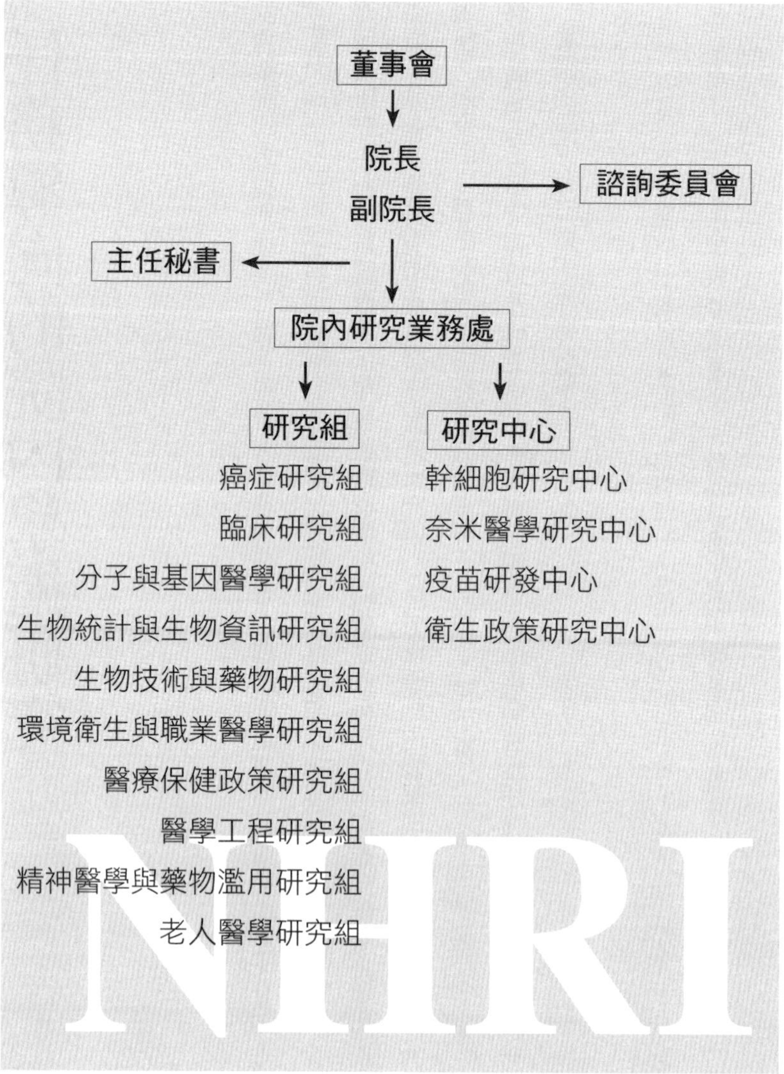
董事會
院長
副院長
諮詢委員會
主任秘書
院內研究業務處
研究組
研究中心
癌症研究組
臨床研究組
分子與基因醫學研究組
生物統計與生物資訊研究組
生物技術與藥物研究組
環境衛生與職業醫學研究組
醫療保健政策研究組
醫學工程研究組
精神醫學與藥物濫用研究組
老人醫學研究組
幹細胞研究中心
奈米醫學研究中心
疫苗研發中心
衛生政策研究中心
NHRI

老年醫學研究

台灣已經進入老年社會，到二〇〇四年年底，六十五歲以上人口已達總人口的九．五%，人口急速老化的程度僅次於日本，為世界第二。老年問題所涉及層面極廣，包括醫療、照護、安養等醫衛資源的提供，以及國家生產力與老年政策等，涉及結構性的經濟與政治問題。

十餘年前國衛院在成立之際，已注意到台灣面臨的老年問題，因之在院內研究規劃老年醫學研究組，希望透過各種模式的老年醫學研究，並結合臨床醫療，促進台灣老人族群持續在生理、精神及社會上保持活躍，度過有尊嚴有品質的黃昏歲月。

環境衛生與職業醫學研究

急速的工業化帶來高度的繁榮，但社會也付出了沈重的代價，例如生活環境因為工業化而造成的污染，以及所引發特殊的職業疾病等，都是台灣社會當前的困境，亟需面對。國衛院環境衛生與職業醫學研究組的設立，其目的即在以科學的研究，來提供解決之道，以求保障民眾的健康。

精神醫學與藥物濫用研究

高速現代化的另一個效應為社會結構急遽變遷，使得人類於適應上嚴重失序。現代人無論是精神和生活的壓力，均是高承載，所以精神性的疾病、或是因藥物麻醉所造成藥物濫用等問題相當嚴重。

「精神醫學與藥物濫用研究組」透過現代科學醫學研究，對人類精神狀態有了進一步瞭解的前提下，進行系統性的探討，並結合臨床醫療與學術研究，以解決國人重要的精神及行為問題，進而期待對國際醫學界有所貢獻。

醫療保健政策研究

至於醫療政策部分，即是以學術研究為基礎、研議共識為綱本，建立相互為用的機制。這是國衛院「醫療保健政策研究組」與「國家衛生研究院論壇」的重要功能。

我國醫療生態的畸異發展，固然有包括醫學教育等諸多歷史因素，但是在全民健保實施之後，醫界更受衝擊，影響所及是醫療品質的下降，以及大型醫院醫師的門診壓力等等，這些均需要經過詳細的學術研究與研議，以提出因應之道。

國衛院在此方面的研究規劃，是國外其他類似國衛院的學術機構，如NIH等，所沒有的嶄新研究範疇。

二、尖端的生物醫學科學，亟需在台灣發展者；如分子與基因醫學、生物統計與生物資訊、生物技術與藥物、醫學工程等。

分子與基因醫學研究

在二十世紀的後半葉，因為DNA結構的發現、分子生物學的突飛猛進，二十世紀末期基因定序等之科學發展，掀開了人類生命之奧秘，這些新興的科技對醫學有極大的衝擊。

例如許多疾病與基因突變有極大的關聯，科學家可以透過基因的研究進行疾病的診斷，甚而藉助基因重組與修補來從事基因治療。而前述的基因醫學研究的新發展以及對人類健康的重大影響，即是國衛院成立分子與基因醫學研究組的重要原因。

生物統計與生物資訊研究

統計是生物醫學研究的重要工具，無論是基礎、臨床、公共衛生研究，都需要運用統計分析，以瞭解其研究在統計學上是否具有意義；例如一個研究開發的新藥，對一個人有效不表示所有的人均有效，必須有統計學上的依據，這即是需要發展生物統計的原因。

況且今日的研究已非過往以單一的研究為模本（如單一分子或基因的研究），在基因體學的發展後，可以同時比對數千個基因，來進行分析。這如同過去的研究為以一支釣竿來釣魚，今日的研究則是灑下漁網，一下子可以撈起數千條魚；此時就需要藉助電腦的現代科技，來進行快速的分析與歸納，這也是生物資訊科技研究的重大意義。

生物技術與藥物研究

現在藥品市場中幾乎均是大分子的藥物，在生物技術快速發展的今日，無論藉助基因工程所製造的蛋白質藥物，或是以蛋白質產物篩選有效的小分子藥物，已經是今日藥物發展的重要趨勢。

國衛院的生技製藥針對國人特有的疾病，新藥的開發為以小分子藥物為主，同時選取特定疾病，瞄準亞洲商圈的廣大市場，希望創造成功的案例，來為我國製藥產業開創商機，為新世紀的生技產業奠下基礎。

醫學工程研究

台灣過去三、四十年來的資訊工業、電子工業以及精密機械工業稱霸世界，醫學如何與這些尖端科技結合發展醫學工程，是站在巨人肩膀上的研究發展。以往台灣在尖端產業有極佳的表現，但很少應用在醫學上，殊為可惜，所以國衛院成立之後把醫學工程列為研究的重點，以做為台灣迎向二十一世紀的新尖端科技。

國衛院十餘年前已前瞻地設立醫學工程研究組，而美國的NIH在二〇〇二年也設立了醫學工程研究所，可見科技發展世界的趨勢潮流。

三、國內重要的醫藥研究領域，需要整合與協調；這些國人重要的疾病如談之色變的癌症與感染症。

癌症研究

二十餘年來，癌症均為台灣死亡因素的第一位，因之癌症的臨床醫療與學術研究，對增進國人健康至為重要，我國的學者在此領域亦投注大量的心血。

台灣有其特殊的癌症，無論是肝癌、鼻咽癌、子宮頸癌的發生均與病毒有關，而近年來超越肝癌成為癌症死亡首位的肺腺癌，更是來勢洶洶，這些都需要進行深入的研究，更要結合我國各學術機構大家一起戮力合作，以找出致病的因素。

創院之際第一個成立的國衛院癌症研究組，現已升格為研究所。已訓練出數十位腫瘤專科醫師，同時設立台灣癌症臨床研究合作組織，在癌症新藥與新療法的臨床研究，多所突破，並得到多方的肯定。

感染症研究

人類與細菌、病毒的拉鋸戰在人類史上一直沒有結束，感染症是新世紀被認為最重要的疾病之一。

國衛院設立之際，正是新興感染症肆虐的當刻，如已在世界各地擴散的愛滋病（AIDS）、熱帶與亞熱帶地區的登革熱，以及當時已經意識到可能會死灰復燃的肺結核，與伺後發生的SARS等。這些都需要感染症的專科醫師，結合進行尋找致病因子與防治方法學術研究團隊的通力合作。

國衛院臨床研究組便在此背景下設置，並以選擇感染症作為臨床組的優先研究方向。多年來，此研究組在我國產生重大疫情當刻，無論是提供防治與醫療建言、尋找致病因子，整合研究團隊等，均發揮了令人激賞的功能。

歷歷足跡，發揮正向學術激勵

國衛院院內的十個研究組在前述的任務使命下設置。十多年來，國內的醫藥衛生環境迭變，國際醫學科技的進步瞬息運轉，國衛院在此大科學潮流中，稟持理念默默耕耘，各研究組的學術成果日見。

而重要的是，在當前國際學術趨勢下，國衛院已取得立足點。這些成果必須歸功於國衛院諮詢委員會與吳成文十年前的遠見與決定，以及醫界的支持與合作。

十年光陰，歷歷足跡，國衛院承載了許多心懷台灣科學家們的理想、願景與堅持。證諸今日，已足以看出當年所精心規劃的院內研究，對台灣社會所發揮的正向激勵。

23 國衛院始創之際的十個研究組（一）

解決國人重大醫病問題與突發疫情

卓越的團隊需要卓越的領導，一個團隊的運作需要領導者的遠見與帶領，如果領導者的遠見不足，將無法帶領與發展團隊的理想與使命，反而會降低團隊的能量，造成平庸永續的困境。

作為國衛院遴聘卓越研究團隊的領導者，吳成文用了八年的時間才將十個研究組的主任找齊。這八年是一場漫長的尋找與國衛院的發展時段，記得幾乎每一回到立法院，吳成文時常遭受立委的質疑與不滿，委員不客氣地問道：為什麼國衛院已經設立這麼多年了，還沒有把十個研究組全部建立起來，足見院長的執行不力。

立委們對於科學未必了解，但是當吳成文希望在議場詳細解釋，卻往往不被允許。

吳成文想說的是，要建立卓越的學術團隊，領導者最是重要，而為了遴聘到學術領域的菁英，國衛院的每一位主任均是到世界各地搜尋而來，除了吳成文自己風塵僕僕地奔忙之外，還成立國際遴選委員會到各大學及研究機構主動尋找學術專才。

所以吳成文在國衛院成立八年之後，才將十個研究組以及四個研究中心建置完成。

彭汪嘉康院士身體力行

當每一位主任上任之際，吳成文均會與之詳談，並告知國衛院的研究以任務為導向，除了必須建立卓越的研究團隊之外，主任的責任更在於健全全國在該學術領域的研究網，進而帶動研究網中所有學術單位的進步，來提升我國的學術研究質量，並以達成或超越先進科技國家研究水平為依歸之目的。

舉癌症研究組組主任彭汪嘉康院士為例，彭汪院士與吳成文均是台大醫學院畢業，她較吳成文高七班，兩人同時於一九八四年當選院士。生醫所籌備之際，彭汪院士也是在美國一位重要的「義工」，幫忙各種聯絡以及行政事宜。

當吳成文於生醫所面臨去留問題時，彭汪院士鼓勵吳成文留下來，她還說著：「你留下來的話，我也會回來，不過再給我三年的時間。」當時吳成文不瞭解為何要三年的時間，三年之後，當彭汪院士回國時，吳成文才知道，這幾年，彭汪院士到美國喬治城（George Town）大學醫學院，接受腫瘤專科醫師訓練，並取得腫瘤專科醫師執照，方才回國（註）。

彭汪院士回國的理想為希望提升癌症臨床照護的水準，以及與基礎醫學結合，她個人有豐富的研究經驗，但是不曾進入癌症臨床醫療，為求身體力行，彭汪院士特地參與訓練，這對一位已經相當知名的科學家，非常的不容易，這件事情一直讓吳成文感念在心。

這即是國衛院研究組領導人身體力行的典範。

癌症研究組的紮根與拓展

癌症研究組在彭汪嘉康院士領軍之下，為國衛院第一個成立的研究組。除了透過腫瘤專科醫師訓練以及TCOG的組織建制，提升以及整合我國的癌症醫療水準，同時與台大、榮總，建立合作研究病床與合作研究實驗室，以期建立新穎、具整體性的臨床研究病床與實驗室，進行基礎與臨床的轉譯研究。

過去癌症的治療在各個不同的醫療院所並不一致，常讓病患難以遵行，為求照顧病患的醫護品質，癌症研究組針對重要的癌症組織委員會，透過委員會的運作，集合國內外的癌症研究、臨床專家，為癌症的治療建立一套標準的診治共識，包括乳癌、肺癌、子宮頸癌、肝癌、大腸直腸癌、攝護腺癌、淋巴癌、鼻咽癌、胃癌、胰臟癌等，這一套診治共識，不僅保障了病患的就醫權益，也同步提升了我國癌症醫療的照護水準。

腫瘤專科醫師的訓練在完成了內科、外科以及婦科的訓練計畫之後，接續為放射腫瘤專科以及腫瘤研究護士的訓練計畫，這一批批專業人員的養成，為癌症醫療紮根打樁，透過這些專才的協助，讓臨床醫療與基礎研究密合銜接，也使得癌症照護的水平，得以與先進國家接軌互動。

也因為癌症研究組的根紮得深，結合了實驗室、臨床醫師、各區域級以上的醫院，形成一個網狀的合作網絡，因此得以進行無論是新療法的推進、新藥的臨床試驗，以及創新性的新藥測試等，數年來，均有不錯的成果。這其中已經有肺癌、肝癌以及鼻咽癌的新藥進入第二期以及第三期的臨床試驗，效果卓著，未來均有機會發展成治療癌症的新藥。

二〇〇六年一月，吳成文自國衛院院長卸任之後，原院長實驗室的研究團隊進入癌症研究組，這時，主任秘書于重元、院外研究業務處處長陳振陽，也一起進入癌症研究組，癌症研究組因為有這幾位大將的加入，於二〇〇六年成立研究所。一頁新猷，自啟肇到成所，癌症研究所同步見證了台灣癌症基礎研究與臨床醫療的成長歷史。

何曼德院士創立典範

臨床研究組的首任組主任為何曼德院士。何院士來自匹茲堡大學，為匹茲堡醫學院感染症學科科主任、公衛學院微生物暨免疫學系系主任，是國際知名的感染症專家，在吳成文於生醫所時，已經邀請何院士來台進行卓具先見的感染症專科醫師訓練。

之後感染症研究移至國衛院臨床組，吳成文力邀何院士回國任國衛院臨床研究組組主任。一九九七年何院士返國，以一位開創學術專業研究的領導者，他是一位最佳的模範。

吳成文說何院士對國內醫學科學最重要的貢獻是將臨床研究的文化引進台灣。何院士以其精密的邏輯思維，選擇最適當的人才、研擬最重要的題目、思考最佳的解決方法，並建立一個最強的研究團隊。同時以這個團隊為核心，聯絡接觸國內最重要的醫學中心以及醫院，形成研究網絡，進行最高深的研究。

從一九九三年開始，以何院士為首的科學家們舉辦「感染症臨床及研究訓練計畫」，本計劃進行五屆，共訓練計四十四名感染症專科醫師，這一群生力軍在台灣遭逢突發疫情肆虐之際，扮演了非常重要的關鍵角色，是捍衛人民健康的第一線前鋒。

當年吳成文與何院士面對我國醫界濫用抗生素這個所謂的特效藥，憂慮於未來若是有新興的病毒以及突起的疫情，台灣將無法因應，故而以訓練感染症專科醫師為第一優先。

一九九八年台灣腸病毒風暴竄起，感染人口達一百五十萬人，並有七十八位兒童猝逝。那時，全國人心惶惶，醫界如臨大敵。

適時遏止腸病毒疫情風暴

於何院士回國之際，除了接續感染症專科醫師的訓練之外，並結合國內重要的醫學中心如台大醫院、長庚醫院、成大醫院等成立研究網絡，於成大醫院建立病毒實驗室。腸病毒爆發之後，成大病毒實驗室率先分離出腸病毒七一型為肆虐元兇。

之後，何院士結合醫政單位、學術研究機構、各地醫療院所，針對腸病毒致病因子，以及疫情的發展與未來的偵測進行研究，之後提供詳實的科學判斷，並將之撰寫成論文，在世界最知名的醫學期刊「新英格蘭醫學雜誌」（The New England Journal of Medicine）發表。

當期期刊的社論直陳這是台灣科學家對世界的貢獻，其所建立的研究模式可作為將來世界各國若發生急遽疫情時的參照。爾後，腸病毒疫情得以快速掌握並遏止感染，何院士功不可沒。

何院士另一個重大的貢獻，即為我國的抗生素濫用所引起的細菌抗藥性問題，提出科學的實證，並找出原因、搜尋解決之道。

發現我國抗生素濫用情況嚴重

回國之際，何院士已經意識到台灣抗生素濫用問題的嚴重性，然而卻必須依靠科學的研究，方能瞭解實際的情形。

何院士結合國內各大醫療院所共計四十四家，進行「全國微生物偵測計畫」，設立微生物研究諮詢實驗室，分離與鑑定數千株微生物菌株。這個研究赫然發現我國有數種病原微生物包括葡萄球菌其抗藥性為全球第一，這是危害國民健康的重大醫療問題，必須及早因應。

何院士繼而率領研究團隊溯本追源，希望了解問題的核心。研究的數據指出：我國上呼吸道門診，以及外科手術預防感染，抗生素的誤用最為嚴重。這個問題若不馬上解決，過往容易控制的感染症如肺炎、腸胃炎等，將導致因病原發生抗藥性，無抗生素可用而致命的危險情況。

於是何院士召開「全國抗生素抗藥性控制策略座談會」，提出抗生素抗藥性的控制策略建議書。這是我國科學界以研究實證找出原因、進一步提供解決方案，向政府有關單位建議的首例。可喜的是醫政單位亦從善如流，制定相關政策禁止抗生素的濫用。

此政策一出，數年後根據研究的精確數據顯示，門診上呼吸道抗生素的使用量已經下降至五十五％，而病原微生物亦隨之降低。何院士所領導研究團隊卓著的學術成就，不僅保障了民眾健康、保護了珍貴的健保資源，並為國家節省了大筆的公帑。

以學術研究進入社會，並引領台灣臨床醫學的研究文化，何院士所領導的臨床研究組，其學術成就並不侷限於實驗室，他將研究的成果應用到病人、社會、政策，是一位走入社會的科學家。而這也是吳成文期待國衛院各個研究組組主任能夠發揮的功能。

蘇益仁教授接任，廣觸問題面

二〇〇三年二月何院士自國衛院退休之後，繼任的組主任為來自台大的蘇益仁教授。蘇益仁為國內青壯的優秀科學家，於何院士進行全國醫學院校合作計畫，建立成大醫院病毒實驗室時，蘇益仁教授即主持成大病毒實驗室的研究。

腸病毒疫情突溢囂張，人心惶恐之際，蘇教授帶領的病毒實驗室快速分離出病毒，確定致病因子，讓醫學界瞭解如何治療暨預防，對制止腸病毒疫情貢獻極大。也因為與臨床研究組有著密切合作關係，所以對臨床組所進行的研究規劃至為熟悉。

吳成文對蘇益仁的學術研究能力非常有信心，所以在何院士屆臨退休，即希望蘇益仁前來徵選新任的臨床組組主任，蘇教授在吳成文的鼓勵下決定一試，果不其然，蘇教授通過國際遴選委員會的遴選，接替何院士為國衛院臨床組新任組主任。

蘇益仁接任後，隨即廣伸觸角與醫界進行更多的合作計畫。例如他力主將臨床組移至南部，因為我國南部有著獨特的感染症，如：登革熱、腸病毒、EB病毒、HBV感染等，亟需進行整合性之研究。

以南部為中心，建立世界感染症研究網絡

這同時，臨床組與成功大學簽訂學術合作協定，而位於台南我國最大的統一食品企業

高清愿董事長，亦慨然捐助兩億元在成大醫學院鄰近，興建國衛院聯合研究大樓之用。這是國衛院與業界合作的盛事，國衛院研究能量的南移，也在於期待研究與醫療資源南、北均衡，為南部地區擴建一優質的研究基地。

二〇〇三年二月，「亞太地區感染症之現況與未來挑戰學術研討會」於成大醫學院舉行，這場研討會邀請來自世界知名的科學家，針對新型流感、腸病毒、細菌抗藥性、EB病毒等議題，提出最新的科學數據。

蘇益仁與國衛院的科學家包括吳成文在內，均覺得在將來面對新世紀嚴苛挑戰的感染症，必須與鄰近國家建立一個互通聲息的研究資訊網，以能夠在危急之際，快速因應。

SARS疫情肆虐，人心惶惶

香港在亞太地區於醫療上的重要性除因為與大陸比鄰之外，亦在自一九九七年回歸之後，大陸與香港互動頻繁，兼之香港醫療進步，所以若有新生病毒來自大陸，香港將成為亞洲最佳的新興病毒偵測站。這是研討會中，亞太地區感染症科學家的戲談，不意這句話在三十天後居然成真。

二〇〇三年三月，SARS疫情爆發，從越南到香港蔓延至歐美而到台灣，全球風聲鶴唳。之後，台灣在短短的兩個月內死亡八十一人、有六百八十名可能病例。

國衛院全體上下臨急應變，在第一時間舉辦「SARS病毒實驗室專家診斷會議」，邀集全省病毒實驗室主持人共同研商對策，而這段時間，蘇益仁更涉險前往香港兩次，與香港中文大學的譚兆麟教授會商，以瞭解診治的情況與交換意見。在那當刻，誰也不知道何時能夠遏止全球一觸即發的災難。

國衛院積極動員

蘇益仁回台之後，親自撰寫「台灣SARS實驗室診斷準則」，這是他冒著生命危險到疫情前線的香港所取得的第一手資料，再經過與國內所有專家會議討論之後的診斷準則。

也在這個時候，國內SARS恐有爆出社區感染的危機，行政院院長游錫堃親自打電話向吳成文借將，蘇益仁臨危授命由國衛院借調接任衛生署疾病管制局局長，以一位科學家進駐行政單位，實際以其科學經驗結合政府的公權力，來遏止危險病毒的蔓延。

國衛院除了蘇益仁實際投入抗煞的行動之外，院內的感染症專家以香港的科學資料為基礎，再重新整理製作「SARS感染管控手冊」，交由行政院「SARS防制及紓困委員會」，提供給全國各地的衛生醫療單位，作為政府的依據。

這時候，吳成文也想及何院士當年訓練的四十四位感染症專科醫師，均在台灣各地的醫療院所，擔任第一線抗SARS的防疫工作，這正是養兵千日用於一時之際。

蘇益仁在前線作戰，國衛院亦不得閒，召開「SARS院內感染管控推動查核會議」，緊急召集所訓練的感染症專科醫師、感染學會推薦的感控護士、區域醫院及醫學中心的感控護士、各地衛生局數百人，成立查核小組，希望藉助專業的醫療人員，防杜院內感染爆發為社區疫情。

洞燭機先，養成感染症人才

有一位行政院的高級官員，好奇地問吳成文，十年前怎想到會有如此的緊急狀況而及早準備呢？吳成文說，國衛院科學研究的使命之一，即是為我國重大醫病問題把關、提供解決之道，而養成人才為未用之時，否則如果等事情發生了再來解決，一定是緩不濟急，這是國衛院於創院之際，一直積極訓練感染症等專科醫師之初衷。

吳成文特別舉證出國衛院的前瞻作為，他說，在二〇〇二年的夏季，由聯合國舉辦的世界登革熱學術會議在越南舉行，他接獲大會的邀請進行特別演講，對此邀請吳成文覺得非常納悶，因為他個人並不做登革熱的研究，大會為何邀請他做特別演講？

正好大會主持人是吳成文相熟的科學家，任職美國洛克斐勒基金會的Scott Halstead。他去電詢問，Halstead說，他仔細查過去年全世界最好的十篇有關登革熱的研究論文，發現有六篇來自台灣，並且全是國衛院支持的研究計畫，所以，才邀請吳成文前去演講。

那時，吳成文因故無法參加，特別請院內處處長張仲明教授代表前去，除了希望張仲明教授瞭解公衛條件不足，醫療資源落後的越南如何防杜登革熱之外，也藉此機會與他國的專家會晤，廣建網絡，以作為未來若是有新興病毒的肆虐，可快速形成諮詢網絡，積極回應。

這即是吳成文所領導國衛院團隊的一項重大使命，因為科學研究無法急功近利，必須深耕經營，平日即需操兵練將，穩紮穩打，一旦有緊急重大的醫衛需求，才能迅即解決。國衛院因為非常清楚自己的使命與任務，方能一步一腳印為國家的科學研究儲備必要的人才。

註釋

註：彭汪院士於一九九〇年開始，即時常回國協助生醫所有關癌症研究以及腫瘤專科訓練的事務，而其於生醫所真正任職的時間為一九九四年。

24

國衛院始創之際的十個研究組（二）

發展尖端醫學科技研究

國衛院研究組組主任的延攬，幾乎都有一段獨特的故事，無論是自國外回國的科學家，或是經過國際遴選之出類拔萃的本國科學人才，大家選擇進入國衛院這個新生的科學家園進行研究，都有著相似的情懷，他們都期許為台灣開創一個全新的科學景觀與文化。

國衛院的研究領域中以發展尖端科技，希望未來帶動台灣產業生技革命的如：「生物統計與生物資訊研究組」、「分子與基因醫學研究組」、「生物科技與藥物發展研究組」，研究組的建置過程以及組主任的延攬，值得分享。

生統組延攬出類拔萃的熊昭

生物統計與生物資訊研究為新興的尖端學門，不僅在台灣，國際上的人才也是非常有限。吳成文在生醫所時，建立台灣癌症臨床研究合作組織（TOCG），以期將來能夠進行癌症新藥暨新療法的臨床試驗，此刻，即需要統計的專才。

當時負責此重大任務的為中研院統計所的六位研究人員，其中一位即是日後國衛院生物統計與生物資訊研究組（以下簡稱生統組）的組主任熊昭博士。

熊昭於國衛院生統組公開於國際徵才遴選組主任之際，前來應選。她是一位非常卓越的女性科學家，在TCOG負責臨床的統計科學工作，與臨床研究人員合作無間，對於國衛院的研究任務亦相當瞭解，當時與之競爭的尚有國際上兩位知名的科學家。結果遴選委員會最後決定由熊昭領軍國衛院生統組。

吳成文得知消息之後，隨即與熊昭會面，告知遴選委員會的決定，熊昭欣然接受新職。吳成文對於能夠延攬熊昭這位秀異的科學家非常欣喜，但是熊昭時於中研院任職，首要之務當然應該先知會李遠哲院長。

他正思索此事，隨即接獲回到統計所熊昭的來電說：李院長已經知道她遴選上國衛院生統組組主任一職，但是希望她不要離開，並且表示，她將有可能接任中研院統計所所長，而這將是中研院第一位女性所長。

開創亞洲第一個生統研究

吳成文對熊昭在中研院有如此好的機會，知道若是放棄非常可惜，所以對熊昭表明，在台灣統計學界中研院是最高的學術研究機構，雖然她已經接受了國衛院的職務，但是中研院統計所所長的職位對科學家來說，更是一份榮耀，因之，如果她決定留在中研院，他亦能夠理解。

熊昭對吳成文表示，讓她回家想一晚，明天再回覆消息。隔日，熊昭九點鐘即到吳成文的辦公室，吳成文一見她問道：「昨日睡得如何？」熊昭答：「睡得非常好。」吳成文一訝，熊昭一笑：「對我來說，這是一個非常簡單的問題，我想不到一刻鐘即決定了！」吳成文問道：「那你決定到哪裡？」熊昭回說：「國衛院。」回答得簡潔有力。吳成文問著：「為甚麼？」

熊昭說出她的看法道：「就我而言，台灣統計界這十年來有兩件大事，第一是十年前中研院統計所成立，奠定台灣在統計學界的學術研究發展；第二是國衛院成立生物統計與生物資訊研究組，這是一個全新的研究領域，不僅在台灣，也是全亞洲第一個生物統計研究單位。」

「中研院的統計所十年來已經發展到一個成熟的階段，非常穩定。但是國衛院的生統組才剛開始，除了是一個新的研究單位，更是一個新生的學術舞台，相對地，將來的發展空間與挑戰極大。而我在過去四、五年來，無論在生醫所或是國衛院，與研究團隊合作得相當愉快，大家彼此激勵、互動成長。因為這種種思索，我選了國衛院。」

為國衛院研究業務之樞紐

熊昭是一位穩健精確的科學家，其作風篤實、個性洗練，由於生物統計在基礎、臨床，或是公共衛生研究上都很重要，生統組成立之後，已成為國衛院所有研究組的最佳後盾。

生統組除了支援院內的研究之外，為儲備國內生物統計與生物資訊研究人才，積極舉辦素質極高的訓練課程，甄選國內相關科技的優秀人員來接受訓練，以培育這新興尖端科學領域所需的人力資源。

數年來生統組在熊昭的領導下，研究成果斐然，例如，進行跨國的「史丹佛—亞洲高血壓胰島素基因研究計畫」，研究組扮演亞洲地區研究的整合角色，且已尋找出數個亞洲特有之基因，為亞洲高血壓致病的可能因子。

而協助臨床試驗有關新藥、疫苗研發、生物資訊整合資料庫、臨床試驗資訊整合資料庫等之建立，提供最詳實、系統的資料庫建制，均是在熊昭的帶領下虎虎而行。

生統組為國衛院的尖端科學研究，建立可貴的科學證據，而提供予學界研究的資料庫支援，更加速學界科學研究的順暢，其貢獻不僅於該組的研究成就而已。

龔行健院士肇建分子與基因醫學研究組

分子與基因醫學是二十一世紀的生物競技場，在人類基因組解碼之後，後基因時代的蛋白體學，更需要藉助分子生物的科學研究以及基因體學的科技科學，來解決人類過去無法突破的醫療困境。

國衛院分子基因與生物醫學研究組（簡稱分基組）始創的組主任為龔行健院士，也是吳成文親自到美國將之延攬回國的。

龔行健當時於吳成文的母校凱思大學（Case Western Reserve）擔任教授乙職，當吳成文與之商談回國的可能時，龔院士當下隨即應允，因為他也一直希望為家鄉的學術研究盡份心力，不過因為擔心家庭的照料問題，所以對吳成文表示，他一定會在國衛院兩年，兩年之後，視家庭子女的問題安頓與否，再決定長留的可能。

龔行健回國之後當選院士，這段時間也是分基組積極引進研究人員之刻。分基組肇創之際的人力規劃以及研究人員的招攬，龔院士具有擘劃之功。然而兩年之後，因為家庭的照料問題無法解決，龔院士再度回美，並對吳成文表示，未來一定盡其可能在海外幫助吳成文。

龔院士回美之後，暫代組主任一職的是榮總的周成功教授。周成功畢業於愛因斯坦醫學院，為一位才氣橫溢的研究人員，吳成文非常賞識他的高才。其實周成功於國衛院成立之際，即曾經在院外研究業務處、院內研究業務處擔任處長一職，對於初期國衛院的規劃建制，有著立椿奠基的貢獻（註一）。

新銳科學家蔡世峰接任

分子與基因醫學的目標，為探討人類疾病的致病基因與分子機轉，並將分子技術應用於人類疾病之研究，以尋求致病基因的篩選，進而瞭解致病基因功能的分析與鑑定，來發展有效的診斷與治療新方法。所以就分基組的領導者而言，如新任的組主任有醫學的背景，將更有助益。

國際遴選委員會成立之後，即主動在國際上搜尋具有此先進科學訓練的科學家。結果是眾裡尋他千百度，回首那人正在燈火闌珊處，雀屏中選的是陽明大學的新銳科學家蔡世峰教授。

蔡世峰擁有美國紐約市西奈山醫學院（Mount Sinai）博士學位，曾任美國波士頓兒童醫院血液腫瘤科研究員、美國哈佛醫學院小兒科研究員，回國後任職陽明醫學大學遺傳研究所，是亞洲有關分子基因醫學知名的新秀科學家。蔡世峰續任國衛院的分基組組主任，也是院內最年輕的組主任。

創傷弧菌定序，象徵意義強

分基組在蔡教授的領導之下，數年來研究成績突出。例如國衛院參與國際黑猩猩基因解碼研究計畫，針對與人類最相似的二十一號及二十二號染色體，進行基因定序的工作，其貢獻度在跨國的研究團隊中數一數二。

而結合我國其他學術研究機構包括陽明大學、成功大學、工研院，針對人類致病三大細菌之一的創傷弧菌，進行基因定序與比較分析的研究工作，這是我國學術團隊第一次獨力完成的基因定序工作，在基因體醫學的研究上更有著象徵的意義（註二）。

註釋

註一：有關周成功教授於國衛院院外研究業務處、院內研究業務處事宜，後有詳述。

註二：有關該組之學術研究重要貢獻，後有詳述。

25 國衛院始創之際的十個研究組（三）

群策群力共創生物技術藥物前景

國衛院生物技術與藥物研究組首任組主任為來自羅氏大藥廠的許明珠博士，吳成文尋獲許明珠返台，其實有一段衷曲。

許明珠的夫婿為曾任陽明大學的副校長徐明達，當年吳成文回到台灣接任生醫所籌備處主任，廣為延攬人才回國，其中一位即是徐明達博士。

徐明達獨自回台，家人卻依舊在美國，尤其是學有專精的夫人許明珠，許明珠時任羅氏大藥廠藥物研發部主管，對於藥物研發卓具經驗，而癌症藥物，則為其專長。

當年吳成文往美國順利延攬徐明達回國之際，曾經對許明珠說，非常抱歉讓您們夫妻分隔兩地，只要有機會一定也請您回來。

許明珠出任生藥組首任組主任

徐明達回台之後在生醫所兩年，之後因對台灣的生命科學教育有興趣，所以轉往陽明大學任生命科學院院長。徐明達在台灣一待就是五年，吳成文見他們夫妻分離兩地，心中一直沒有忘懷當年對許明珠的承諾——有機會，一定請她回來。

爾後國衛院成立，院內研究的生物技術與藥物研究組（以下簡稱生藥組）組主任一職，吳成文第一個即想到許明珠，所以再度前往美國希望許明珠回國，一方面以其專長帶領我國生物科技藥物的研發，再方面他夫妻倆也不必再遠隔重洋。

許明珠表示她最大的興趣在成立新藥廠，不過國衛院的職務她可以考慮。國衛院同時也成立國際遴選委員會尋找其他的人選，歷經一年餘的評選。一年之後，許明珠終於決定回國，遴選委員會亦經過嚴密的評核與篩選，覺得許明珠是非常合適的人選，國衛院生藥組的首任組主任於是拍板落定。

許明珠於國衛院任職三年，這一段時間她積極規劃國衛院藥物研發的基礎建制，延攬優秀的研究人員，快速發展研究業務。例如設立全國化合物總集中心，引進機器手臂，建立高速藥物篩選機制，並著手設計具時間與市場競爭力的研究策略。她的幹練與能力，備受肯定。

然而，許明珠因有一個新的機會創建藥廠，離開國衛院，使生藥組頓失領導。這一段時間，首先由院內處處長張仲明博士兼代主任，來穩定生藥組的發展業務，而此時，生藥組諮詢委員會的委員們，包括鄭永齊院士、羅浩院士，也都非常關心生藥組的未來發展。

諮詢委員為最佳智囊團隊

國衛院的各研究組均有其學術諮詢委員會，其重要的功能為釐定研究方向，提供研究諮詢，以幫助研究組研究業務發展。諮詢委員就像是研究組發展階段的研究智囊團，也因之國衛院所有研究組其整體的發展，諮詢委員扮演著非常重要的角色。

張仲明處長其原本院內處的業務即相當繁忙，他同時還要接任許明珠原國家型計畫主持人的職責，幾乎是分身乏術。這時刻，鄭永齊院士與羅浩院士及時伸出援手，兩人決定先後回到台灣，一人一個月，接續研究組的研究業務，以及協助研究人員後續的研究問題，幫助生藥組如常運作。

吳成文對於兩位院士放下美國的工作回到台灣，穩住生藥組的軍心，至為感激，這一份情感不僅是對國衛院的用心，同時也是對台灣科技發展的關心。

因為他們如同其他諮詢委員一般，雖名為客卿，但是卻在國衛院學術發展的過程中，投注了諸多旁人無法想像的心力與期待——希望台灣的生物科技在國際強勢競爭下，穩健而紮根的發展；因之，他們義無反顧的回台幫忙。

國衛院的學術諮詢委員會與各研究組的諮詢委員會，是一個非常獨特的設計，它集合世界知名科學家的智慧，為國衛院的學術研究提供意見，以及釐定發展策略。

國衛院各研究組學術諮詢委員會的委員們，其所扮演的功能以及貢獻，其實不止於學術審查而已。例如，研究組的研究重點，短、中、長期的研究方向，甚而審核研究人員的研究計畫，以及給予修正計畫的精確建議等。

生技藥研組重整出發

也因為諮詢委員們對研究組的參與及協助，如此的認真與投入，這即可以瞭解當生藥組許明珠組主任離職之後，諮詢委員如鄭永齊院士、羅浩院士兩人願意挺身而出，拋下美國繁重的工作，回到台灣接續研究組的研究業務，同時還積極為國衛院尋訪新任組主任。

國衛院所有研究組的成立，組主任的責任相當重要。國衛院的原則是沒有找到合適的研究組領導者，絕不開始研究業務，因為，吳成文對研究組的領導者有著相當高的期許。

在專業諮詢委員會的協助下尋找卓越的領導人，組主任到位之後，除了發展研究組的研究業務，生根與紮實的奠定組內的研究基礎，尚有個非常重要的任務——發展、建立協力合作的研究團隊。

國內的生命科學研究人才有限，各個研究人員單打獨鬥下難以與國外競爭，同時也無法培育具國際觀的研究視野，所以必須結合各研究人員之所長，建立彼此合作的研究團隊。而國衛院更需要以卓越的研究，來帶領、提升國內相關學術研究的實力，這是國衛院的任務，責無旁貸。

這即可瞭解，何以組主任的功能如此重要，而諮詢委員們又是如何地用心於協助組主任建立卓越的研究團隊。當鄭永齊院士與羅浩院士先後回台穩定生藥組的軍心之後，下一個重大的任務即是搜尋新任卓越的領導人物。

趙宇生執掌生藥組新階段使命

真是皇天不負苦心人，鄭、羅兩位院士為國衛院找到了一位優異的藥物研發專家，為任職國際數一數二大藥廠默克（Merck）的傑出科學家趙宇生博士。

趙宇生為美國邁阿密大學的生物化學博士，畢業後在默克藥廠任職，研發新藥的經驗卓著，曾任默克藥廠的資深生化研究員、動脈硬化研究部主任、特聘資深研究員。默克藥廠有兩個重要的上市新藥，均是出自其研發團隊，是一位具有實際成功研發新藥經驗的高手。

有如此傑出的人物，吳成文火速前往美國與其會晤，兩人相見甚歡，趙宇生亦有回國的考量，所以國衛院快速成立國際遴選委員會，在所有委員均驚訝於能夠獲得如此卓越人才的絕對共識下，趙宇生獲聘為生藥組新任組主任。

趙宇生回國之後，就生藥組原有的基礎再次提昇整組的研究實力，由於他實地具有研發藥物的經驗，因之，更能夠快速因應環境變化暨市場需求，拿捏新藥研發的關鍵技術。

任務出擊，媲美先進國家

例如，SARS肆虐期間，生藥組暫時將所進行的研究計畫擱置，成立研發SARS藥物的功能小組，結合動物科學研究所、國防大學的預防醫學研究所，研發治療SARS的藥物。研究團隊充分發揮功能，在短短三個多月時間內，發現兩種抗煞藥物，可完全抑制SARS病毒複製。這是全世界於面對SARS此緊急呼吸道症候群第一個有效的藥物，此研究一經披露，連世界衛生組織對國衛院生藥組的研發火力，也覺不可思議。

國衛院生藥組此種「小而美」的研發動力，在二〇〇五年，因為禽流感H5N1即將引爆的疫情威脅之下，再次展現。

當時，全球風聲鶴唳，大國競相採購克制禽流感的藥物克流感（Tamiflu），我國雖早已向藥廠下單，一方面藥廠製作不及，一方面大國需求量大，在市場機制下，我國無法取得需要的藥物。但眼見這新興病毒來勢洶洶，即連政府也是憂心忡忡。其實，這當刻，國衛院已經組成因應禽流感的任務團隊，包括生藥組、臨床組，以及疫苗研發中心，大家都知道，這是國衛院發揮功能的時刻。

三組的任務各自不同，例如，臨床組關注病毒的致病機制、臨床疾病表徵、免疫病理研究，以及如何杜絕感染等；疫苗研發中心則凝焦於病毒的種類、鑑定與演化，以作為將來製作疫苗的準備；生藥組的任務更具挑戰，這時臨危授命，必須在最短時間內自行研發出無法採購的克流感藥物。

於是生藥組在組主任趙宇生以及研究員夏克山領軍下，在實驗室中開始作戰，演練克流感的製程。這一項艱鉅與危險的任務，必須克服製作過程中隨時可能的爆炸，以及諸多合成上的困難。

令人激賞的是，生藥組在短短十八天之內，從起始的原料藥合成共需十二個步驟與製程中，成功合成克流感，並且在實驗室的製程演練純化製造出二十公克，純度大於九十九%的成品。此種研究品質與時效，讓先進國家的藥廠大為震驚，無法想像台灣研究的爆發力。

這是生藥組面對緊急性國人重大疾病，再一次的漂亮出擊，生藥組在組主任趙宇生精準的策略領導下，過關斬將，料中國家的急迫需求，寫出一頁台灣藥物研究的傳奇。

治病新藥研發成果亮麗豐碩

而生藥組的成就不僅於此，針對我國其他重大疾病的新藥研發，在全體研究人員的合作下，成就斐然可觀。例如，於吳成文任內已有三個抗癌藥物進行老鼠動物模式試驗；抗C型肝炎藥物亦有兩類新穎化合物，具有明顯抑制HCV的效果；新型的抗腸病毒型七一藥物，經證明動物模式有效，已規劃進行臨床前的試驗。

其他尚在研發之抗糖尿病及抗肥胖的新藥、抗發炎藥物等，都具有深入研究的價值，可進一步發展為具療效的藥物。國衛院是一個新的學術機構，生藥組在成立不及十年中，有這麼多的研究成績，的確是成果豐碩。

26 國衛院始創的十個研究組（四）

醫衛政策座標與跨學門的醫技研究

萬丈高樓平地起，創立的艱辛不唯是吳成文一肩扛，而是國衛院所有團隊的努力，以及海內外科學家一致支持的理想，方能推動國衛院由零到有，而至今日巍峨於竹南基地的景觀。

這其中組主任是重要的台柱，各單位一級主管則是領銜的主角，國衛院全體同仁是大舞台上的磐石，沒有他們的參與及協助，吳成文獨力難以成事。

石曜堂任醫保組，擔當政策指引座標

由於國衛院在設計之初，即期待扮演政府有關衛生政策的智庫功能，因之醫療保健政策研究組（以下簡稱醫保組）的成立，是一個指引性的座標。當然，尋找一位具科學訓練，同時又瞭解國內、外衛生政策趨向的學者至為重要。

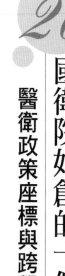

醫保組首任組主任為石曜堂博士。石曜堂曾任國防醫學院教授及教務長（當時未改制為大學），亦曾擔任過衛生署副署長一職，於宋楚瑜先生擔任省主席之際，任省衛生處處長，精省後由公職退休。當國衛院公開徵求醫保組組主任之刻，石曜堂前來應選，而他也是所有應選人中，唯一具有實務醫療行政經驗的人，所以在遴選委員會中勝出。

石曜堂於任內積極進行衛生政策的評估與檢測之研究。例如在陳水扁總統授意下，由衛生署委託國衛院成立健保體檢小組，進行一代健保的評估與建議，本健保的評估結果，已經將政策建議書撰寫完畢，並送交相關單位以供參考。

發揮醫衛政策智庫功能

而「全國民眾健康調查」則是我國歷年來最完整，及採用聯合國所提供之國際標準模式，所進行的第一次國民健康調查，本學術研究已成為了解國人健康的指標，經過嚴格科學調查的數據業已建立網站，提供予國內其他學術機構，繼續進行更仔細的研究所用。

公共衛生研究若能未雨綢繆，是政府施政的最佳建議參考，所以醫保組在石曜堂的帶領下，進行諸多的公衛研究議題。例如為我國緊急重大災難事件處理所舉辦的國際研討會，並且於會後再經過周詳的討論，凝聚共識，撰寫成建言書提供予政府。

其他如社區糖尿病照護體系研究、菸稅實施後菸價政策對吸菸者之影響評估等研究，其科研議題切中社會需求，業已發揮智庫的效能。在吳成文任內，更結合醫保組與國家衛生研究院論壇，成為衛生政策研究中心，期待透過功能的互補，深入針對我國衛生政策提供針貶，來提振國衛院智庫的功能角色，為我國醫衛政策提供前瞻的建言。

環職組期建立風險評估

我國於上一世紀六〇年代經濟力逐漸上揚，七〇年代經濟起飛，一躍成為亞洲四小龍之一，於經濟力爭揚時刻，外匯存底曾經為世界第一，然而政府力求經濟發展亦帶來諸多後遺症。

例如因為工業生產而忽略了環境的保護，環境公害引起的民眾健康問題，幾度衝擊社會對政府公權力的挑戰，顯著的事例有戴奧辛污染事件、鎘米事件等。

致若因職業所引起的職業疾病，如，吸入性肺病變、化學藥物灼傷等等，難以計數，這些職業性傷害在在都需要以科學研究為根本、以本土數據為基礎，建立我國的風險評估暨風險管理。而這正是國衛院環境衛生與職業醫學研究組（以下簡稱環職組）的重大研究範疇。

環職組的首任組主任為來自美國阿肯色州小岩城（Little Rock）專研毒理的教授張惠華博士擔任。張惠華雖來自香港，但對台灣的環境衛生問題至為關心，在未任職國衛院組主任之前，國內只要有攸關毒理的學術研討會召開，他均非常熱心幫忙，所以在國衛院設立之初，吳成文對張惠華亦是熟稔。

張惠華引進資深科學家

環職組組主任的遴選委員會由何英剛院士（註一）主持，張惠華獲選，之後在環職組任職三年，這段期間他致力環境毒理的研究，頗有所成。

在他任內且引進兩位資深的科學家，一是國際上知名的風險評估專家謝顯堂博士、一是嫻習我國環境公害問題與同是職業醫學醫師的學者葛應欽博士。而在資深的研究人員到位之後，張惠華請辭組主任，專心進行其專長的毒理學研究。

各研究組的組主任是個重要的領軍角色，在張惠華請辭之後，何英剛院士立即成立遴選委員會，積極尋找繼任的組主任，葛應欽博士應選並脫穎而出，遴選委員會一致推薦他繼續領導環職組。

葛應欽將研究觸角延伸至職業醫學

葛應欽博士在高雄醫學大學多年，他的研究議題廣泛，可貴的是均具有相當的成績，國內重要的環境污染事件，如戴奧辛事件、多氯聯苯事件等，他均深入參與。

他同時又是職業醫學醫師，近幾年來更擴張研究範疇，將觸角伸展至原住民的健康問題，所研究有關我國原住民的痛風基因，是一件值得重視的發現；因為科學家認為我國原住民與大洋州原住民的關係密切，葛應欽的學術研究將有助於提昇我國原住民、甚而大洋州原住民的健康。在葛應欽的帶領下，環職組積極進行有關職業醫學的臨床研究，以及成立環境危險評估中心，希望提升職業醫學診療水準、確立我國風險評估數值，來為全民的健康把關（註二）。

狂牛症風險評估，謝顯堂建立健康風險正確觀念

對國人來說，風險評估是一個非常新的觀念，多數的民眾期待生活環境的標準為完美的「零風險」，但這在科學上是不可能的期待。也因此，國衛院環職組成立環境衛生風險分析中心，由國際知名的風險評估科學家謝顯堂主持，除了希望建立一套風險評估的科學驗證之外（risk assessment），也希望進行風險溝通（risk communication），讓民眾有正確的生活健康知識。

二〇〇五年四月，美國傳出第二頭狂牛症病牛風波，國人高度重視，也因為美國牛肉進口問題，引爆媒體以及民眾的爭議與批判。為求瞭解美國牛肉對國人健康的影響，衛生署委託國衛院進行有關美國牛肉的風險評估事宜，於是謝顯堂領軍研究團隊，進行嚴密與

審慎的科學驗證分析來評估風險。

狂牛症是一個非常特殊的疾病，牛與牛之間不會直接傳染，必須在牛隻吃進病牛的肉骨為飼料，而且必須要足夠的量才會發病。而美國已在一九九七年禁止以肉骨做為飼料；再以美國共計一億三千四百萬的牛隻發現兩隻狂牛症病例言，美國牛的風險數值並不高。也因為一九九七年是一個重要的時間點，所以，衛生署已核定在三十個月大的美國牛肉不准進口。在美國牛風險數值不高，以及三十個月大的牛肉不准進口的前提下，謝顯堂博士精算美國不帶骨牛肉的風險數值為百萬分之一，這也是科學上認為可以承擔的微量風險。

除了瞭解美國牛的風險之外，謝顯堂更積極針對民眾進行風險溝通與教育，說明生活環境沒有零風險，有許多狀況更是高過微量的風險（如車禍喪生、吸菸致癌），而美國牛肉是屬於微乎其微的風險（de minimus risk），也因此，民眾不必過度驚慌。

國衛院再一次以科學的嚴謹分析，為民眾的健康把關，不僅平息了社會的爭議，同時也建立了正確與重要的健康風險觀念。這也是國衛院各研究組的使命，因為其科學研究，最終的目的即在保障國人的健康（註三）。

黃煥常領軍醫學工程研究

說起台灣的工業發展，雖言社會承擔了諸多的代價，但是為台灣人民脫離貧窮，落定了紮實的經濟基礎。我國自紡織工業開始而進入機械工業、精密儀器工業、電子工業，而至今日仍是經濟力主軸的資訊工業，為我國培育諸多的產業與專業人才。

二十世紀末，國家的科技政策導引向生物科技工業，希望由代工業進入知識經濟轉型。生技產業最大的營收為新藥的智財權，唯新藥研發時間長、投資金額高、風險性強，所以必須精耕細耘，無法躁進。

我國有為數甚多的優秀電子工業、精密工業、資訊工業的基礎與人才，若能結合醫學資源，開創醫學工程的研究領域，則不僅是將來國家的商機，更可以提升台灣的醫學水準。這是國衛院設立醫學工程研究組（以下簡稱醫工組）的原因。

搜尋組主任幾乎是國衛院包括學術諮詢委員會、遴選委員會、董事會以及吳成文最重要的工作之一。而國衛院首任醫工組組主任黃煥常博士，即是國衛院三朝元老的董事彭芳谷教授推薦而來。

黃煥常原任美國邁阿密大學醫學工程系講座教授，也是一位關心國內醫學學術發展的科學家，所以在美教學期間，亦曾利用休假時間來台任客座教授。黃教授精研人工心臟瓣膜，原計畫回台發展與製造人工瓣膜，曾經與中科院等單位合作。

彭芳谷教授認為黃煥常既有心回國，所以將之介紹予吳成文，而吳成文亦與黃煥常相談甚歡。黃煥常將其履歷送至遴選委員會，亦得到委員們審核通過聘任為醫工組組主任。

結合醫技工業導入市場

醫工組的設立目標為整合台灣現有的醫學工程與研究人員，扮演觸媒的角色，將台灣的醫學工程研究與醫技工業結合，希望未來研發新產品並能推入世界市場。

與國衛院其他研究組設立之初亟於培育相關專才一樣，醫工組進行協調各大學以及相關研究單位，有系統的培訓以產品為導向的醫學工程研發人才，在這前提下，舉辦系列國際研討會，邀請工業界、研究單位以及政府單位參與，以穩紮穩打的方式，為醫學工程這一個新的科技地塊，整地開發。

這幾年醫工組致力於生物力學、生物材料、醫學造影、生醫光電與儀器等之研究，同時亦廣伸觸角及國際重要相似研究機構進行合作，合作遍及北美、日本以及歐洲。當然最重要的還是與本土的研究單位成立互動合作網絡，例如：與工研院、原委會原核所有關生物材料的共同研究計畫，一直如火如荼地進行中。醫工組希望為我國的醫學工程研究扮演先鋒的功能。

學術研究各個領域雖有區分，但是應用在人類的健康、疾病方面卻不再是如此的壁壘分明，因為許多疾病涉及不同的研究領域，因之跨學門的合作與研究計畫，是目前醫學研究趨向的總體醫學觀，醫學工程研究組的醫學科技研究，更是跨學門的領航者，在未來醫學科技發展上，將扮演開創的角色（註四）。

註釋

註一：何英剛院士後任國衛院副院長，於二〇一一年九月退休，轉任中國醫藥大學。

註二：葛應欽博士於二〇〇六年離職，現為高雄醫學大學副校長。

註三：謝顯堂博士於二〇〇七年離職，現任職中國醫藥大學。

註四：黃煥常教授已於二〇〇七年退休。

27

國衛院始創之際的十個研究組（五）

解決因社會結構變遷之醫療問題

國衛院成立之後，研究組最後到職的兩位組主任，分別是精神醫學與藥物濫用研究組的林克明博士，與老年醫學研究組的戴東原博士，他兩位的任職，已經是二十一世紀千禧年之後了。

腦內革命帶動精神醫學研究

先言精神醫學與藥物濫用研究組（以下簡稱精神組），組主任林克明是吳成文長期拔河用了五年的時間，方將其請回台灣的。

根據一項統計資料指出，台灣現在自覺有心理調適問題的成人，有將近四百五十萬人。心理狀況調適有問題自然不能跟精神疾病劃上等號，但是現代人在急遽社會變遷下，心理壓力大，時常發生適應上的困難。

如果再加上突如其來強大的壓力事件（如失業、失戀、喪偶等）、或是在多重環境因素下產生無法相應的挫折，有些人極容易出現失衡的狀況，而發生一些不理性的行為，例如自殺、酗酒、嗑藥等，這不僅嚴重影響到民眾的健康，也會產生不良的社會效應，例如，販毒、偽藥等。

隨著人類科學的進步，對大腦的探索逐次開展，漸漸地，科學界能夠以學術的研究來探究人類腦內的變化，這即是二十世紀下半葉另一個非常重要的「腦內革命」，精神醫學遂能夠自心理諮商的過去經驗中，進入腦內革命的堂奧，來試圖瞭解、解決人類的「心理」問題。

五年等待，尋才叩訪林克明

林克明教授原任職美國U.C.L.A.精神科主任，一九九八年吳成文至加州探訪林教授之際，適逢林教授到U.C.L.A.任職不久，吳成文前往他的新居拜會，恰是林教授新居的第一位客人。

林克明在那一次並沒有答應吳成文回國，主要的理由不是因新居喬遷，而是他方到新職，研究團隊尚未建立，貿然離開會對U.C.L.A.的精神科產生負面影響。吳成文瞭解這是一個不對的時機，所以對林教授說，將來若是有機會，還是希望他回國。

直到林克明二〇〇四年任職國衛院期間，吳成文亦多次成立遴選委員會，希望找到精神醫學的專才，來開闢國內醫學這塊尚未耕耘的園地，但是多次徵才，卻依舊遍尋不到合適的科學家。

五年後吳成文再訪加州，至誠地邀請林教授回國，這一次林克明答應了，因為經過了五年，U.C.L.A.的研究業務已經穩定，他終於能夠放心地離開。

建立精神醫學合作病床與研究實驗室

林克明回台之後積極建制精神組的研究計畫、延攬專業的研究人員，希望在跨機構、跨學科的研究當中，將台灣精神醫學的研究資源有效地集中，並結合神經科學家、臨床醫師、研究人員進行雙向轉譯研究（bi-directional translational research）。

例如，精神組與台北市立療養院合作，建立合作病床及研究實驗室，共同規劃精神醫學研究病床，這是台灣第一個以研究為主要目的所設立的精神疾病病床，結合精神科醫師、研究人員、住院醫師以及研究護士，進行精神醫學的研究工作。

除此之外，希望藉助基礎醫學研究，瞭解精神疾病與身體其他功能性疾病的關連。例如免疫系統影響神經系統的發展至鉅，並可能是神經系統退化性疾病致病的關鍵原因之一，而神經系統又與腦功能相關；因此，精神組進行有關神經精神免疫藥理學研究，為希望瞭解腦神經系統的免疫反應，以對人類大腦的健康功能更加瞭解，有助於提升人類大腦涉及的精神活動健康。

這一段時間，延攬優秀的研究人員更是林克明的重責大任，在他任內引進了七位年輕以及秀異的學者，並積極進入藥物濫用以及成癮的研究，這是我國精神醫學研究的拓荒時期，未來將對國人的精神健康發揮守護的功能（註一）。

社會結構浮現老化問題

國衛院最後成立的研究組為老年研究組，首任組主任為前台大醫院院長、也是糖尿病醫療專家的戴東原博士。吳成文與戴東原在中學與大學為先後期的學長、學弟，吳成文師大附中高戴東原一班，在台大醫學院也長戴東原一屆，兩人在學校時期已經相識。不過與戴東原更為相熟則是吳成文回國之後。

吳成文回國之際，戴東原任成大醫院院長，不久之後回到台大醫院，爾後連任兩屆台大醫院院長，是一位擁有豐富行政經驗同時兼具學養的醫學教授。

台灣在一九九三年六十五歲以上的老年人口已經超過七％，堂而皇之步入老年社會。二〇〇五年台灣的老年人口已佔九．五％，預計到二〇二〇年，台灣的老年人口將佔十四％，屆時老年問題將成為下一代最重大的國家、社會問題。

社會老化牽涉極廣，涉及國家的健康、經濟、政治等層面，老年並非社會的主力生產者，且醫療與照料的費用將因現代醫學的進步而與日遽增。兼之，我國已實施全民健保，未來全民健保於使用在老年疾病的醫療照護預算，必節節升高，而這些問題的根源還是在於老年人的健康。

健康的老人不僅對社會仍會有貢獻，更能夠將照護的費用有效地下降，因之先進國家早在十五、二十年前，即注意到必須發展老年醫學。

老年醫學研究刻不容緩

這是國衛院成立之際，即洞燭機先地規劃應設立老年醫學研究組的遠因。不過，組主任的搜尋卻經過了漫長的八年。吳成文說，雖言西方國家較台灣先開跑十五到二十年，不過所訓練的專才在其國內市場中已經供不應求，何況在這新興學門中，還要去尋找到優秀的華裔科學家，更是鳳毛麟角。

吳成文特地安排行程到美國紐約的西奈山醫學院（Mount Sinai），該醫學院以研究老年醫學而知名，見到兩位具有二十年經驗的老年醫學專家Dr. Harrison Bloom及Dr. Patricia Bloom，請教他倆問道：在美國二十年前發展老年醫學之際，是如何開始這個新興的學門？

兩位教授非常熱心，分享昔日的經驗回答道：當年美國醫學界亦欠缺相關的學者專家，因之，他們尋找醫界具有聲望的領導級人物，且其專精的醫學領域與老年醫療有關，邀請其出任老年醫學的播種者，同時培養下一代的專才。

一席話讓吳成文銘記在心，他興沖沖地回台，希望根據兩位教授的建議，尋找老年研究組的主任。

戴東原執掌首任兵符

巧得是吳成文回國沒有多久，戴東原教授來訪，這時，戴教授已經自台大退休。原來，戴教授退休後，有知名的私立醫療院所以及民間生技公司，希望他前往任職，這是不一樣的生涯規劃，戴教授想聽聽老學長的看法。

吳成文一見戴東原教授，突地腦中閃起Dr. Bloom的建議，想到真是踏破鐵鞋無覓處，得來全不費功夫，眼前這位學弟，不正是兩位美國教授所言的最佳人選嗎？

戴東原教授擔任過台大與成大附設醫院的院長，在醫界為領導級的人物，同時專研糖尿病，這是老年慢性疾病的重要範疇，兼之，他又是老年醫學會的理事長，在資歷以及聲望甚而臨床研究的專精，都是國衛院老年研究組組主任的最佳人選。

吳成文於是對戴教授言：「國衛院老年研究組正在搜尋組主任，這是國內始創的研究單位，與其他希望您前去工作的私立醫院或是生技公司，其意義上的不同在於，它是為台灣開發一個研究老年醫學的新舞台，是您退休後再度以醫學專長為台灣的醫療環境有所作為，而且能開創研究事業的第二高峰，所以不妨考慮到國衛院來。」

但是，戴教授謙虛地說道：「我並非老年醫學的專家。」於是吳成文轉述他在美國與兩位老年醫學教授的談話，戴教授聞言方說，將回去考慮考慮。

過了兩個星期，戴教授來電表示，他與家人溝通、商量過，家人都非常支持，所以決定接受國衛院的挑戰，也希望能為台灣多做些事情。尋找到戴教授這位醫學界的領袖人物，國衛院的老年組終於在二〇〇三年成立。

老年醫學專科醫師訓練

老年組成立之後，在戴東原的領導下，設計並開展全系列的老年醫學研究，從分子、基因、細胞、臨床、社會經濟等跨學科領域，切入探索與老化過程相關的研究議題。

我國老年研究不僅落後歐美、日本甚多，甚至不如亞洲國家如新加坡、香港等地。所以戴東原上任之後，首要之務為積極培養優秀的老年次專科醫師，舉辦老年醫學次專科醫師培訓計畫，本計畫已經開訓兩期，進行順利。

老年組期待以醫學人才訓練為基石，同時與各大醫院建立跨專業整合的老年照護團隊，包括醫師、護士、社工、復健、物理治療、藥師等，進行各種研討模擬與研究，整合出我國老年健康、醫療、照護的網絡。

這一段時間，所進行的研究計畫包括：人體老化及老化疾病相關基因研究、老人問題之群體測量研究、退化性關節炎免疫致病機轉及其治療研究等，希望在起步上，即針對老化的重要健康問題，專研出結果，為每一位必然步入老年的社會大眾，提供最佳科學醫學的護衛（註二）。

卓越領導者方有卓越研究團隊

國衛院十個研究組的領導人物，終於在吳成文與國際遴選委員會的努力下，逐一到位，而且所引進的組主任均是國內外最佳的人選。這是吳成文對國衛院發展策略的堅持。

「沒有卓越的領導人，就沒有傑出的研究團隊，學術無法降格以求。」這是吳成文常說的話：學術獨立於政治思想之外；學術只有卓越沒有第二；學術必須長遠宏觀，切忌短視近利。

而這也是吳成文以及院內的科學家、國衛院學術諮詢委員們的共同語言，也唯有如此的共同理想，才能匯聚百川，集結大家的力量，從無到有，與吳成文一起創建國衛院。

註釋

註一：林克明教授已於二〇一〇年離職。

註二：戴東原教授於老年組基礎建制完畢後，於二〇〇五年離職。

28 順應科學潮流的研究中心

二十世紀末，科學的發展猶如高速疾飆的風火輪，新興的醫學科技領域鵲起，例如奈米科技、幹細胞研究等，對於人類健康產生了極大的牽動效應。

由奈米科技衍生的奈米醫學，期待能化解目前現有科技無法解決的醫療難題；而幹細胞研究則可給予人類未來希望的再生醫學。國衛院於二十一世紀初成立幹細胞研究中心與奈米醫學研究中心，即是針對此世界科學潮流所做的快速回應。

吳成文表示在新興科學領域，世界均在同一個起跑點上，雖言先進國家的人才養成以及研究預算高於我國，但是如果我們及早就定位進行研究，並尋找出著力點，依舊會有勝出的機會。這是國衛院建立此二研究中心的動機。

以研究中心的方式設立，為台灣目前亟需發展與世界齊步的科學範疇，乃因其研究機制為跨領域、多學門，必須與國衛院院內各研究組協力合作。如國衛院內包括癌症、醫學工程、生物統計與生物資訊、分子與基因醫學、生物技術與藥物等，未來均能與新設立的研究中心互動、合作。

幹細胞研究中心

幹細胞具有不斷自我複製與更新的能力，在適當的環境中，可以被誘導分化為功能成熟的細胞或組織，因此使得幹細胞的研究具有豐富的醫療潛能。

國衛院幹細胞中心成立於二〇〇二年，第一任主任為來自台大的陳耀昌醫師。陳耀昌醫師專研血液，由於幹細胞的研究領域新穎，在他任內，積極延攬年輕優秀的學者，研究最突出者為將胎盤幹細胞分化為骨頭、脂肪及神經細胞。這一項研究，為再生醫療的新領域，因為沒有醫療倫理的爭議，在臨床醫學應用上相當具有潛力。

二〇〇三年，陳耀昌醫師借調期滿，必須返回台大，這時吳成文延攬到另一位青壯的科學家，為來自俄亥俄大學的邱英明教授。邱英明接任中心主任之後，積極進行幹細胞跨領域的整合，例如與中興大學合作，利用生物材料，研究人體坐骨神經創傷，希望未來可以運用這個科技，修補坐骨神經受傷的病患。目前這項研究計畫已經有三項專利。

邱英明回台時，幹細胞中心方建立，等於一切從零開始，有一次他與吳成文提到幹細胞中心家徒四壁的情形，吳成文一笑說，當年他與妻子映雪回台時，研究的文化以及基礎建置更差，但是這幾年因著大家的努力，一步一步地克服，現在國衛院有自己的院區了，在這個大家庭中，主管的責任就是建立自己在大家園中的核心家庭，必須是一步一步地往前走。

以往我國幹細胞的研究零星、分散，在世界各國均是摩拳擦掌的競爭裡，台灣必須及早因應，國衛院成立的幹細胞研究中心，就是企盼在這個基礎上草創經營。

吳成文的回應讓邱英明印象深刻，他更理解自己肩上的責任重大，於是積極地延攬人才，創建基礎建置。目前，幹細胞研究中心在他的帶領下，除了順利發展自己的研究之外，更以與學界的合作為基礎，希望建立全國的幹細胞研究團隊，迎向這一波世界菁英科學家競相進入的領域，更盼望未來在國際的競賽上奪標揚名。

奈米醫學研究中心

奈米科技基本上是一個材料科學的劃時代革命，因為材料在奈米化之後其物理性質改變，所以奈米醫學可能成為解決過往醫學無法克服的困難的新思維。

但是新的科技相對地會產生新的問題領域，例如，安全的議題。在奈米應用於醫療，而希望不論是在醫學工程合作的材料科學，與幹細胞互動的再生醫學，甚而結合輻射進行有關癌症病患的放射醫療等，在在與人體的安全密切相關。這一連串範疇的整合，正是國衛院扮演角色的開始。

二○○二年，國衛院由醫學工程研究組黃煥常組主任召開「奈米醫學座談會」，邀集產、官、學界代表以凝聚共識，與會學者，橫跨物理、化學、材料科學、醫學，以及工研院等單位，當時，在暨南大學任職的楊重熙教授，扮演非常重要的角色，他與黃煥常親密合作，在研討會中穿針引線，從邀集跨領域學者、專家，以及議題的研擬，均親自參與，他的能幹，讓國衛院的主管印象深刻。

這場研討會是我國開啟奈米國家型計畫的熱身，而會中大家建議由國衛院整合相關領域，積極進入奈米科技在醫學上的先期研究。國衛院這時積極接觸楊重熙教授，希望他能到國衛院一展長才。

國衛院於二○○四年成立奈米醫學研究中心，主任就是楊重熙教授。吳成文對奈米中心的期許相當高，他對楊主任說：國衛院各個研究組是「直」的連線與互動，但是中心的功能卻是「橫」的合作與整合，奈米醫學的研究必須建立在跨領域的交流中，才能抓住重點，開展出研究成果。

奈米研究中心就在吳成文的先見以及楊重熙的敏銳與幹練下，成立啟航。二○○五年十二月吳成文自國衛院院長卸任，對於奈米研究中心的發展，持續關心，他希望奈米醫學的研究，在醫療的進程品質、醫學材料的更新，以及醫用奈米技術的安全上，能夠交出亮麗的成績。

這幾年，奈米中心在楊重熙領導下研究成果豐碩，包括：進行奈米科技與細胞醫學與組織工程的發展應用、於活體智慧靶向傳遞系統之設計與臨床的應用等研究，進展順利，已發展出利用奈米螢光粒子，建立血管通透性動態分析的平台技術等成果，同時已進行第二期的奈米國家型計畫。這一次，楊重熙除了延續第一期計畫的研究成果之外，還要針對奈米醫材的管考機制，深入探討，以保障這新興科技對國人健康的正面效益。

這是國衛院成立奈米醫學中心的終極目的，希望在國人醫藥衛生的應用研究之下，成立研究團隊，來解決現有醫療無法克服的問題，它的成立也說明國衛院組織的應變與彈性。

除了上述兩個研究中心之外，國衛院於十年業務發展後也成立了另兩個研究中心：疫苗研發中心、衛生政策研究中心，同是針對我國醫衛環境需求的功能性研究組織。

疫苗研發中心

國衛院的疫苗研究中心為配合國家的「人用疫苗自製計畫」，由行政院委託國衛院執行，除著手興建規劃一個符合cGMP的生物製劑先導工廠之外，並將研發疫苗以及免疫藥物。

國家必須要有疫苗的自製能力，來因應臨急時刻民眾健康所需。例如：大流行疾病發生無法取得他國所產的疫苗，或是因為地區性的戰爭疫苗供需無法條暢，甚或是本土重要的流行感染疾病，卻非他國的重要疾病而不願意生產者。尤其在現今全球生物戰爭籠罩的陰影下，國家更需要擁有自我疫苗研發的能力，來防備萬一。

過去我國於疫苗的自製歷史有著輝煌的一頁，製造如蛇毒血清疫苗、日本腦炎、卡介苗等，於民眾健康提供了重要的防禦功能，不但對社會的貢獻極大，對發展中國家也提供了不少的協助。可是隨著科技的進步，過往的製作技術已然落後，現今疫苗的製造必須仰仗高科技人才與技術，以及符合國際標準的硬體設備。

行政院一直期待提昇我國疫苗的自製能力，並強化它的研發功能，亦曾規劃在衛生署預防醫學研究所南港的舊址，建設疫苗先導工廠。不過疫苗廠的興建必須符合國際的嚴苛規範，而最重要的是引進高科技人才，方能夠建立以研發為導向的疫苗產製能力。

興建疫苗先導工廠

衛生署於李明亮教授任署長之際，與署內的幕僚商議，認為衛生署的科技人才不足，必須委由研究機構進行設廠以及疫苗研發的重任，而最適切的即為國衛院。一日吳成文赴衛生署，與李署長會晤，只見署長辦公室具是一級的主管，李明亮對吳成文說：我們決定了，疫苗由國衛院接辦了。

看來這已是行政院和衛生署的共識，但是吳成文是一位做事相當謹慎的科學家，他對署長說：國家的確需要疫苗的自製能力，如果由國衛院來接，那麼一定要做得好，所以國衛院會提交一份評估報告，來評估各方的規劃以及需要的經費。

在國衛院所提的評估報告中，最重要的建議之一是疫苗先導工廠的建廠地點，以及如何延續原有的研究計畫。先導工廠的地點，國衛院建議設在國衛院竹南院區的園區內，除了因為疫苗廠必須注意種種嚴格的建廠規範之外，將來在研發方面還可以與國衛院的十個研究組接軌，甚而進行臨床試驗等。

疫苗先導工廠的建廠，必須找到有經驗的一流專家來承擔此重任，而這位人才的尋訪則不是那麼容易。國衛院的發展策略是，沒有找到優秀的領導人才絕不開始。

何況這位專家的任務不只是建廠，必須從建廠到研發，以及未來的疫苗生產、甚而輔導廠商建立科技平台，都必須一肩提起。換言之，國衛院要建立的不只是疫苗先導工廠，而是一個疫苗研究中心。而有疫苗研發的實際經驗者，不僅在國內難尋，即令是在國際上也不容易找到這麼一位十八般武藝俱全的科學家。

莊再成博士接掌疫苗中心

吳成文正為尋覓這位人選傷透腦筋的時候，一日國衛院院內處處長張仲明教授對吳成文建議：莊再成博士是一位最適切的人選。吳成文這時才恍然大悟，真是不錯，最恰當的人選就是莊博士。

原來吳成文與莊再成亦相熟，因為他為聯亞科技公司的研發長，負責疫苗的研發，聯亞公司最知名的兩項研究成果「豬隻口蹄疫疫苗」以及尚在研發階段的「合成寡鈦胺基酸」（預防老年痴呆之疫苗）均是在莊再成手上完成的。吳成文恰是政府在聯亞公司派任的董事，當聯亞董事會中報告有關研發的進展時，均是由莊再成領銜，所以與吳成文有相當程度的互動。

莊再成來自加拿大，曾在加拿大疫苗與免疫醫學研究中心工作，之後轉往美國一家大疫苗廠負責研發，有非常好的成績，才被聯亞羅致。

莊再成一直期待專心朝疫苗研究發展，因其曾任職國際大型疫苗廠，對於疫苗工廠的建設事宜並不陌生，而他也是國際上少數自建廠、研發、生產均有經驗的科學家，所以的確是最適切的人選。

如果莊再成願意到國衛院，行政院委託國衛院的疫苗自製計畫就能夠接手了。經吳成文與之深談後，莊再成有很高的意願，雖然聯亞公司不捨，最後也同意莊再成轉往國衛院。

二〇〇四年國衛院疫苗先導工廠的建廠計畫啟動上工，而方成立不久的疫苗研究中心，其研究腳步亦迅捷飛快，積極進行相關疫苗的研發，例如SARS重組次單位疫苗、細胞性流感疫苗、細胞性腸病毒七一型疫苗、細胞日本腦炎病毒（JEV）疫苗等。

疫苗研發中心的研究，除可提供學界與藥界將研究成果量化與試劑之用外，並能夠將研發、先導生產，與臨床試驗結合，除在國家緊急狀態中，可製造足夠國人需求的疫苗，所研發出來的疫苗，也可移轉給國內業界，俾使其在國際疫苗產業中佔有一席之地。國衛院在我國疫苗產業扮演著中樞角色，同時建立我國疫苗研發、生產的一貫完整體系。

而這一連串研發過程中，莊再成博士扮演著超級舵手的功能，正以競賽的速度來開展我國疫苗研究的新時代。吳成文則更欣慰於為國家找到一位精幹與勤奮的科學人才。

29 國衛院衛生政策研究中心

國衛院的「衛生政策研究中心」為結合「國家衛生研究院論壇」以及「醫療保健政策研究組」的一個功能性整合中心。

國家衛生研究院論壇

國家衛生研究院論壇的成立有著悠長的理想與繫念。

在吳成文於生醫所時期，宋瑞樓院士一日中午邀其午餐，與他談及今日台灣醫療一個非常嚴重的問題，宋院士說，醫師每天在門診必須看數十甚至上百個病人，每個病人平均看不到五分鐘，不只造成醫療品質低落，更沒有時間做研究，而此現象的原因非常複雜，導致醫界的生態環境嚴重扭曲，讓醫師與病患均蒙受其害。

那一日，吳成文記得宋瑞樓院士的心情極端沈重，他自責自己為醫界的長者，今日各大醫院的領導者，並且重要的主任級醫師均是他的學生，但是他卻對當下醫療生態所衍生的複雜現象束手無策。他希望未來吳成文若有機會一定要改善這種現象。

那一席話，讓吳成文謹記於心，在生醫所時他已經為醫師進行研究設立了醫師攻讀博士的研究獎助。國衛院成立之後，院外處特別針對臨床醫師也設立研究醫師獎助計畫，來培育具有研究興趣的優秀醫師。但這些均是以特定醫師進行研究所採取的獎勵措施，對於我國醫界大環境的探討與改善尚只是杯水車薪。

我國醫界生態的衍成有許多複雜的背景因素，無論是醫療政策、全民健保制度、醫學教育、醫院經濟、醫院管理及民眾就醫態度等，都是形成現今醫界環境的縱蛛橫網，若希望解決此纏結萬綰的現象，必須集結醫界有志之士，大家一起參與，凝聚共識來協力改善。

國衛院成立之後，吳成文仿照美國Institute of Medicine論壇（Forum）的結構，設立「國家衛生研究院論壇」（以下簡稱論壇），設置的目的為找出當前台灣最重要與最迫切的醫藥衛生問題，邀請專研此問題的專家學者進行深入的討論，俾提出解決的方案，在達成共識之後發表白皮書，可作為政府在進行醫藥衛生決策時的參考、醫界改革的依據，以及民眾健康教育的藍本。

宋瑞樓院士承擔重任

國衛院論壇必須尋找一位醫界德劭望重之人為領導，方能一呼百應，大家一起來為台灣醫界迫切的問題共同切磋改進方案，吳成文當然想到老師宋瑞樓院士。他親自拜會老師，並邀請老師為論壇諮議會的總召集人。宋瑞樓院士謙而不受，表示自己年齡過長，不能承擔此重任。

吳成文這時將數年前與老師中午相會的情景和盤托出，說明那日老師邀餐，為了台灣醫界所衍生的諸多問題深自喟嘆，希望吳成文如有機會一定要尋找方法改善。吳成文對老師說，他將這件事放在心中已經許多年，現在終於有機會一為，因此企盼老師參與，與醫界有識之士一起聯手興革。宋瑞樓院士考慮了幾天，答應了。

宋瑞樓院士答應之後，吳成文又風塵僕僕地請來國衛院第一位執行秘書——這位擅長規劃、且對台灣醫界倫理生態、醫療結構非常瞭解的藍忠孚教授，擔任論壇的執行長。

藍忠孚教授擔任首任論壇執行長

此時藍忠孚已回台於陽明醫學大學任職，吳成文對其早期為國衛院的規劃克盡劬勞銘記在心，現在論壇成立，又是藉助他長才的機會，所以非常期待藍忠孚再度襄助。而藍忠孚再次一片熱誠地答應了。

這是國衛院論壇成立的始末淵流。論壇成立之後，在宋院士與藍忠孚克盡心力下，組織功能明確，研議的主題紛紛設立委員會，如：我國醫療人員培育及醫療制度、健康促進與疾病預防、生命暨醫療倫理、長期照護以及健康保險等委員會，以委員會的方式運作，邀集專家，進行各種主題的磋商與研討，並於多次會議中形成共識，出版相關書刊提供予政府機構，功效彰顯。

數年來國衛院論壇透過研議的方式，針對國人健康，進行多端的討論，凝聚專家學者的智慧共識，這些議題以料準國人重要健康問題為範疇。例如：「菸害與心血管疾病」、「藥物濫用」、「檳榔與口腔癌」、「身體活動與老化」、「口腔健康與疾病預防」、「機能性食品與疾病預防」等等，無一不是國人健康品質關注的要項。

除此之外，論壇亦出版研議的共識書籍，如：「我國全民健康保險財務之診斷與展望」文集、「全民健保財源籌措分析」、「長期照護財務問題」等重要出版品，這些專家學者的研議共識，是政府施行醫衛政策之際非常重要的參考資訊。這也是國衛院成立論壇的重要目的，於協助政府制訂醫衛政策時，能夠更為周詳。

也由於論壇的功能顯著，因此於二〇〇二年在董事會的同意之下，論壇由功能性的組織成為國衛院的正式單位。（註一）

李明亮教授續任總召

此刻宋瑞樓院士因為年歲過高，已覺得不勝精力，吳成文也捨不得老師再如此奔波辛勞，所以在宋院士推薦慈濟大學榮譽校長李明亮教授接任總召之職後，論壇的掌舵大任交付在李明亮身上。

李明亮教授和吳成文是多年的好友，李明亮在台大醫學院醫學系早吳成文兩年，由於研究上志同道合，一起發表了第一篇學術論文，在美國期間，李明亮曾任紐澤西州立Rutger大學小兒遺傳醫學科教授，和吳成文也常有來往。

後來，李明亮教授自美返國成為慈濟大學的創校校長，為台灣的醫學教育開創一個新育的文化，他有精深的研究訓練與臨床經驗，並曾經擔任衛生署署長一職。

他於SARS肆虐台灣期間尚臨危授命，坐鎮中央，為行政院SARS行政團隊總指揮，以安穩社會民心，幫助我國度過SARS的威脅。以他之學術、臨床、行政的歷練，為論壇總召再適任不過。

國衛院與其他國家類似的學術研究機構最大的差異之處為：提供醫衛策略建言，發揮「智庫」的功能，這是其他國家類似國衛院機構所沒有的功能。這項功能，在研究上為國衛院的醫療保健政策研究組（簡稱醫保組）擔綱、在凝聚專家學者的共識上為論壇所執行，兩個單位可以兩相濟補，相互為用。

由於國衛院醫保組與論壇的終極關懷一致，研究與研議的主題相近，因此衛生署期待兩個單位的功能整合，以「衛生政策研究中心」的形式為模本，如此可將國衛院智庫的功能，發揮得更加淋漓盡致。

論壇結合醫保組成立衛生政策中心

這個構想亦獲得國衛院的認同，所以現今的國衛院衛生政策研究中心，即是結合論壇與醫保組的雙效，來為政府的醫療衛生相關政策，提供建言與研議未來的方向。

吳成文表示，新增的組織功能的確對政府施政，有著更加完善的政策建議機制。例如醫保組的學術研究雖有實證的研究基礎，然學術的建言多數建基於理想的樣態，但是國家政策的制訂有著現實的考量，以及社會環境當下的需求，於是，將學術研究所提供的理想作為標竿，再以論壇研議濟補實際情況的需求，以及提供漸進化的彈性，這將是最佳的謀合。

前述為根據醫保組以及論壇的學術面向分析。而如果有某些議題在論壇無法達成共識，這時可由醫保組發揮學術的長才進行研究，於得到科學實證後，再以此為基礎進行研商，也較容易消除歧見，建立共識。於此兩種功能的加乘作用下，衛生政策研究中心所提出的建議，將更為周延。

而國衛院「衛生政策研究中心」已由董事會通過為正式的編制，透過遴選委員會的選拔，由李明亮擔任首任政策中心主任，原醫保組組主任石曜堂擔任副主任（註二）。

衛生政策研究中心同時擔任國衛院與政府溝通的橋樑，讓國衛院在學術研究的任務取向上，更貼近國家的需求，使政府也能在學術研究的前觀上，擁有科學的卓見。

註釋

註一：藍忠孚教授於二〇〇二年十二月離職，並曾擔任慈濟大學校長。

註二：李明亮教授於二〇〇七年退休、石曜堂教授已於二〇〇五年離職。

30 國衛院的幕後功臣——學術業務單位

吳成文時常強調，國衛院是一群關心生命科學與國家發展的學者專家們大家共同築夢的大家庭，他有幸擔任領軍的指揮，但是如果沒有團隊的將士，獨力難以成天。國衛院能夠從無到有，是所有國衛院同仁同舟共濟的努力，這一份成果，每一位國衛院的工作夥伴，均與有榮焉。

于重元掌舵行政，內外兼顧

國衛院始創之際，除了十個研究組的組織架構外，尚有重要的學術業務單位，包括院內研究、院外研究，以及研究資源處等。萬事起頭難，尤其是國衛院成立之際，除了研究組的成立以及研究、行政同仁的建置之外，國衛院必須面對民意機構與主管單位的監督，以及建院的諸多繁瑣業務，而主任秘書于重元的角色相對地非常吃重。

于重元的個性溫和，善於溝通，理事條貫分明，吳成文說，原先在國衛院的組織中有一位行政副院長的設計，然在立法院審議時，因為委員的反對而刪除，而主任秘書于重元其實如同行政副院長一樣，肩膀的責任不輕。

這段時間，于重元協助吳成文捍衛國衛院的預算，兩人風塵僕僕地往立法院溝通、拜會，十年時光，一直並肩作戰。

竹南基地建院之際，于重元與行政團隊一一克服法律規章的要求以及在立法院保衛建院的預算。吳成文說，一路走來，即令沒有披星戴月，也是日夜勞神，于重元對國衛院篳路藍縷的辛勤，是國衛院團隊共同看得見的。

周成功啟肇院外、院內研究業務

吳成文在愛因斯坦醫學院時是周成功博士考試委員，因為這層關係，吳成文儼有周成功老師的身份，兩人頗有互動。

周成功拿到博士之後隨即回國。吳成文印象中至為深刻的事為，當時周成功特別提出申請，將愛因斯坦醫學院圖書館中折舊的期刊與醫學雜誌搬回台灣。「他是一個非常認真、有心的學者。」吳成文由衷的讚賞。

吳成文回國時，周成功已是陽明大學的著名教授，並時常在國內媒體發表對台灣科技發展的建言。

國衛院籌備期間，整合性醫藥衛生研究計畫已經開始，第一個投入幫忙的即是周成功。那是因為吳成文對他說：「成功，你對台灣學界的發展有很多看法，但是光有意見是不夠的，現在國衛院正在籌備，可以實現大家的理想，你就過來幫忙吧！」一席話讓周成功加入了國衛院的團隊。

國衛院院外處的整合性醫藥衛生研究由他開始耕耘，經過兩年嚴謹的經營之後，再由來自台大醫學院的陳振陽教授接任。

國衛院成立之後院內處率先設立，這時承擔院外處整合性計畫的周成功，在院內研究亟需進行的要求下，又一身栽入院內研究業務處的創基任務，這下子他肩膀上的工作壓力更大了。

有一段時間，他經常感冒，一病就是兩、三個月，匆忙趕到主管會議開會之際，因為已經超過了午餐的時間，就是一碗泡麵果腹，近視眼鏡的鏡框後是一臉的消瘦與疲倦，這時連吳成文都為他的工作壓力擔心了。

在任職院內處處長之際，他和回台的龔行健教授一起開創國衛院的分子與基因醫學研究組，安頓好癌症研究組的研究業務，以及院內處的重要人事行政，之後即因健康和行政壓力，建議由陽明醫學大學的張仲明教授來接任院內處處長乙職。

張仲明教授肩負院內處重任

院內研究業務處為幫助吳成文設立十個研究組，並在成立之後協調支持這些研究組的研究業務，功能角色相當吃重。

一般來說，科學家予人理性而嚴謹的形象，然張仲明卻是一位讓人有著浪漫、倜儻感覺的科學家。

院內的同仁常說，如果張仲明沒有選擇當科學家，他會是一位才氣縱橫的文人，而且有著李白浪漫與杜甫悲天憫人的情懷。這一位既不忌諱菸、酒，且與文化圈頗有交誼的科學家，曾經獲致教育部學術獎、國科會傑出研究獎，以及國科會特約研究員等殊榮，在學術成績上具有相當傑出的表現。

那時，張仲明協助陽明醫學院校長韓紹華，將陽明改制為大學，之後，方自教務長的職務退下。吳成文誠懇地邀請他加入國衛院的團隊，以及肩負院內處的重責大任，張仲明思慮幾天之後，就爽快地答應了。

這一個承諾，讓吳成文與主任秘書于重元以及張仲明，形成堅固的鐵三角，在國衛院梁賡義副院長未到職之前，張仲明儼然擔當了國衛院學術副院長的任務，成為吳成文倚重與不容缺少的左右手。

協助十個研究組成立

張仲明任職國衛院院內處處長八年多的時間，協助吳成文一一成立院內各個研究組，無論自研究組的諮詢委員會以及研究人員的延攬，至各研究組辦公室的規劃暨實驗室的設置等，在國衛院尚未興建永久院區之前，協調商借研究空間，計慮非常周到。他尤其對各研究組的發展策略有其獨到的見解，所以能夠與吳成文合作無間，協助吳成文對院內研究發展，開拓出一條明確的學術道路。

吳成文認為張仲明的特長為，能夠對不同科學領域範疇的研究發展，審慎與快速地抓其精要，有著非常敏銳的科學判斷。

例如當年生藥組組主任許明珠離職，張仲明教授銜命代理組主任，除了穩定研究組業務之外，尚於代理期間抓出幾項重要的研究課題，親自參與研究，且提供許多寶貴建議，這些研究現在已有多項申請專利，足見其科學的靈敏度。

國衛院與其他國家的重要研究機構，或是藥廠的合作上，張仲明也發揮了他溝通角色與科學前瞻的視野。

例如，國衛院與美國加州史丹佛大學國際研究中心（SRI International）獨立出來的Bridge藥廠，建立策略聯盟的關係，針對兩項嶄新的抗癌藥物計畫於台灣進行臨床試驗。這是國衛院於政府進行我國生物科技規劃，將台灣提升為亞太臨床試驗中心的一個跨國合作計畫。

成立技術移轉室

除此之外，為有效將國衛院的學術研究移轉至產業界，院內處成立技術移轉室，除管理及推廣院內的智慧財產權之外，最重要的即在藉助國衛院研究成果的技術移轉，予以具體的資產化。技轉室移轉國衛院研究成果，來幫助產業建立技術平台，更希望業界能夠提升其研發水準，達到未來商品上市的成果。

國衛院於吳成文卸任院長之際，已經有五十多項技轉與合作案，包括與跨國性的大藥廠如美國的亞培、加拿大疫苗及免疫醫療研究聯網、葛蘭素藥廠等。這些均是在張仲明以及技術移轉室主任羅麗珠博士的推動下所促成的（註一）。

陳振陽耕耘院外處業務

國衛院院外研究業務處在周成功奠基之後，即由來自台大醫學院的陳振陽教授接任。陳振陽教授研究EB病毒，畢業於英國倫敦大學衛生與熱帶醫學院，為微生物學博士，曾任台大醫學院細菌科主任及微生物學研究所所長，是一位認真、正直，具有學術原則的科學家。

院外處自陳振陽處長任職之後，除了整合性醫藥衛生研究計畫研究範疇的拓展之外，亦推出其他計畫，例如群體計畫與實驗室計畫，在副處長蔡淑芳的協助之下，於有限的經費規劃中心發展計畫，數年來所提供的研究預算，補助了將近三十四所國內優秀的研究室和研究中心。

而在審核計畫通過率低的門檻下（約二〇％～三〇％），激勵了各重要研究機構的研究人員，以取得國衛院院外處的研究計畫為榮。這幾年在院外處的默默耕耘下，對我國科學學術研究素質的提升，有著非常大的正面效應。

例如，整合性計畫自一九九三年至二〇〇四年共計一千二百二十七件，參與的研究人員有一萬二千四百四十七人，這段期間所發表的論文計一千四百七十九篇，其中一千四百七十七篇為SCI之論文，而論文的影響係數，自一九九三年的二．五二八到二〇〇四年的三．九四三，研究論文的平均水準質、量俱佳。在每年約三億元的經費下，有著如此的成績，可以說發揮了「小而美」的績效，是台灣推展研究計畫的典範。

學術交流活動提振研究人員能力

除了整合性科技研究計畫之外，陳振陽處長任職之後，對學界最大的貢獻為開拓了諸多的學術交流活動。

無論是大型的研討會（Symposium）、小型的研討會（NHRI Conference）、學術演講系列（Lecture Series）、研習會（Workshop）、教育訓練課程（NHRI Education Series）等，積極引進知名的科學家來台，與規劃新興科學領域之研討會及課程，幫助國內研究人員提升其國際視野與研究能力，對我國醫藥衛生研究水準的提振極有意義。

截至二〇〇四年，院外處舉辦了十一場大型研討會、三十九場小型研討會、二十三場教育訓練課程、十七場研習會，與八十場學術演講系列。總計參與人數達一萬三千六百人次，而來台參與學術活動的國際知名學者，更達二百二十六位望重士林的科學家。

所推廣的新知與技術訓練包括：臨床病毒與細菌學診斷、酒癮生物學、腦的研究、訊息傳遞、中藥新藥開發、生殖科技、酵母菌模式、細菌抗藥機制、細菌基因調控與致病機轉、蟲媒之遺傳操作、幹原細胞科技、原位雜交法、癲癇流行病學等數十種課程與學術研習會。在推廣學術新知的目的上，吸引與培養了新進的科學人才。而這列急馳的學術列車，即是由列車長陳振陽教授，帶領院外處勤懇努力的同仁們，奔騰而出的學術里程碑，對提升台灣學術界醫學科學的研究水準，有極大的貢獻。

研資處蕭廣仁開疆闢土

國衛院的學術單位中，尚有個非常重要的角色，即是研究資源處（簡稱研資處），研資處是國衛院為國內生醫科學界，提供學術研究資源的重要資料庫樞紐。

國衛院研資處的起灶大將是來自陽明大學遺傳研究所所長的蕭廣仁教授。蕭廣仁行事規條有序，創新與開拓能力均強，具有科學學術的視野。

台灣的學術研究人員散分於各處，國際上昂貴的學術書刊以及研究資訊，除了取得的時效之外，尚有預算上的顧慮。所以國衛院以開發與提供研究資源服務、支援全國醫藥衛生研究，作為研資處設立的積極功能。

蕭廣仁到任之後，首先建立醫藥衛生研究資訊網，提供醫學中、西文資料庫之資訊，讓全國的研究人員能夠在電腦上，即時取得國際上最新的資訊。此資訊網於二〇〇四年已提供電子書九本，以及醫學資料庫共三十餘種之服務。

除此之外，研資處尚建制細胞庫的核心設施，建立專業及具公信力的動物細胞長期寄存場所。截至二〇〇四年，細胞庫藏已有四百五十株細胞株，對外提供細胞株超過一千八百批次以上，為完全符合國際藥廠需求之病毒轉染實驗操作，與品管之標準操作流程。此細胞庫核心設施的建立，對國內生醫界的研究人員提供了立即之細胞材料，功能顯著。

劉仁沛起造山林

開疆闢土是一件不容易的工程，但是國衛院硬是有許多功成不居的科學家，在國衛院開創期間打樁鋪路，之後即回到學術本位專心進行研究。蕭廣仁教授一任之後，覺得已為研資處的基礎建制立下根基，所以回到陽明大學基因體研究中心，接下主任職務。

這一段時間繼任者為成功大學的劉仁沛教授，劉仁沛在職期間，舉辦研究資源週系列活動，無論自生物資訊專題研討、專業化實驗動物中心與基因轉殖之管理、細胞培養與品管研習實驗課程等系列之研討或是授課，均得到生醫界相當大的迴響，爾後在成功大學需才孔急之狀況下，劉仁沛方回到成大。

張憶壽統合研資處功能

劉仁沛回到成大之後，研資處又覓得來自中央大學數學系的新任處長張憶壽教授，張憶壽研究生物統計與隨機微分，接任處長之後，研資處的功能更形周延完整。例如，推動全民健保資料庫之開放，並建立更新的資料庫，專門提供學術單位以及有特殊需要的產業，進行研究所用。

截至二〇〇五年，全民健保資料庫通過審查寄出的光碟片已經超過九千片以上，這是全世界有關全民健保的最大資料中心，為國家的研究寶庫。

研資處尚每年舉辦「全民健保資料庫開發與應用研討會與研習會」，嘉惠國內的學者專家進行研究，並學習如何有效率的使用資料庫。此資料庫所提供的學術資源，無論就臨床、用藥、流行病、財務、經濟、環境、職業衛生等各個研究領域，均貢獻卓著。

重量級副院長——梁賡義院士

國衛院副院長懸缺至二〇〇二年，方由來自美國約翰霍金斯大學的教授、同是中研院院士的梁賡義擔任。吳成文對梁副院長有著很高的敬意，他認為，梁副院長是一位學術嚴謹卓越、具有理想以及秉持學術原則的學者。

梁賡義教授為國際上知名的遺傳流行病學家，於美國約翰霍金斯大學任教。一九八六年，他與同校的Scott Zger教授共同發明了GEE方法（Generalized Estimating Equation），解決了醫學及公衛領域許多有關「綜觀數據」的問題。

此篇論文於一九八七年由美國統計學會，頒獲為最佳生物統計論文獎，這項研究開啟了生物統計新紀元，梁賡義教授也於二〇〇二年，由生物組吳成文以及數理組刁錦寰兩位院士大力聯手推薦，當選我國中研院第一位跨組的院士。

其實，吳成文早就想延攬梁賡義教授回台，在梁賡義教授未獲選為院士之前，他已經多次回國，將最新的生物統計資訊研究方法以及新知帶回國內。中研院生醫所剛成立之際，他即在生醫所任職半年，那時吳成文和他懇談數次，希望他能長期回台服務，至少可利用年休假時間回台一年。他答應了。

可是那時因台大成立公共衛生研究院，計畫成立生物統計系，需要他的幫助，於是與吳成文商議之後，梁賡義到台大一年，甚受到公共衛生學院師生的愛戴，提名為院長候選人。年休假結束回美之後，他也常回國，參與國衛院特別為國內科學界舉辦的生物統計研習課程等，都非常投入與熱心，讓吳成文印象深刻。

國衛院副院長懸缺將近八年，在刁錦寰院士的推薦下，吳成文終於尋訪到心中認為最適任的人選，於是他多次前往美國，專程請梁院士回台任國衛院副院長之職。梁院士是一位謙沖的學者，對副院長之職思慮再三，方才應允。

他於二〇〇三年回台，國衛院副院長一職是聘任制，一任為三年。回國之後，梁院士積極參與國衛院與衛生署合作，以及跨部會之大型整合研究計畫，例如國衛院的癌症研究中心、國家科技島、國家臨床試驗中心等計畫，發揮其行政與學術上的幹才（註二）

註釋

註一：羅麗珠博士已於二〇〇八年離職。

註二：梁賡義於吳成文自國衛院離任後，擔任國衛院代理院長，為捍衛國衛院預算到立法院溝通，甚為稱職，其於副院長任期屆滿後，回到美國續任教職，並於二〇〇九年遴選上陽明大學校長，於二〇一〇年九月回國任職。

31 以醫界學術發展為己任的獨特文化

國衛院的一級主管均是來自海內、外的一時之選，例如國衛院除了吳成文之外，其他參與的有四位中研院院士：彭汪嘉康院士、何曼德院士、龔行健院士、梁賡義院士。

有許多國內知名的學術領導人物，如：李明亮教授、戴東原教授、張仲明教授、蕭廣仁教授、熊昭教授、張憶壽教授、黃崑巖教授、蘇益仁教授、石曜堂教授等。其中，李明亮擔任過慈濟大學校長與衛生署署長、石曜堂擔任過衛生署副署長及省衛生處處長、黃崑巖為成大醫學院創院院長、蘇益仁則擔任過疾病管制局局長、戴東原教授擔任過台大及成大附設醫院院長。

而從國外回來的教授如黃煥常、謝顯堂、梁春金、郭耿男、趙宇生、林克明等，皆是國際上一流的學者、專家。

理想匯聚一流科學家

這些重量級的教授學者群聚國衛院，基本上即不是一件容易的事情，就曾經有國科會前來評核的官員，以及主管單位的衛生署，問及吳成文：你到哪裡去找這麼多優秀的人才齊聚一堂？又如何帶得動這些龍頭大將呢？

風雲際會四方豪傑匯聚國衛院，對身為院長的吳成文其領導能力，的確是一大考驗。針對這些疑問以及好奇，吳成文往往以最精確的方式回答：「因為我們都有共同的理想，大家彼此尊重。」

「這一群來自四宇八方的學人、科學家，能夠一起工作的最大因素，為心中秉持共同的理念，大家均想為台灣的生物醫學科學貢獻心力，而且彼此尊重，院內的重大決策均是以共識裁決，所有的問題與討論都亮在桌面上，大家就事論事，暢所欲言，提供意見、一起討論、達成共識。」

吳成文表示，他鮮少以院長的職務角色，要求非要怎麼做不可，因為他瞭解參與會議的主管即令有不同意見，皆是針對台灣未來的科學發展著眼，當有不同看法反而需要充分的溝通，更不急著裁決，寧可在下一次會議中再行商討出共識。

國衛院獨特的學術文化

不過這種需要一再討論的狀況並不多。因為每一位主管都是就事論事，不曾以個人或為自己單位爭取的心態發言，大家都是以台灣學術發展的大方向來思考，總是希望提出對台灣醫學科學發展最有利的思維。

所以在吳成文院長任內，國衛院之內沒有山頭派系、沒有政治色彩，院內任何一個單位有困難，其他的單位均共協其力，共渡難關。

其實國衛院中涵藏著各種不同政治理念的科學家，真是群英百會、各擅俠情，然而卻不曾為了政治的議題，或是意識型態而爭論不休。有趣的則是在國衛院對外需要奧援遊說時（例如立法院、或是政府機構），這些不同背景的科學家，只要院長在主管會議中說：請大家多多幫忙。科學家們即自動自發地分頭進行。

這種同心協力的情況，相信在其他的機構也是難以想像。這顯示出國衛院獨特的文化：大家無論來自何方、有著如何不同的背景，甚而相異的政治理念，在國衛院的思索均是「放眼台灣，立足世界」的考量。

國衛院內部的會議中，無論是涉及院內行政績效的行政會議、有關全院員工職責權益的院務會議，與繫乎全院決策的主管會議，參與的主管、代表，心中均叨念著國衛院的中心價值，那就是：國衛院應該如何做，對台灣的學術發展才是最好的。

「這是台灣最獨特的典範，我希望國衛院這種文化能夠持續下去。」是吳成文心中的企盼。

同心協力共體時艱

以小衍大，國衛院的行政裁度，無論是經費、人事、財務，以及預算的分配，大家都有共識，甚至院長手中握有多少經費，以備不及之需，各研究組的主管均知之甚詳。在國衛院內沒有黑箱作業。

再以國衛院遷竹南院區為例，這項浩大的搬遷作業無論是研究單位，或是行政單位的人員以及主管，全體自動自發，依著總務室的搬遷時刻表各自打包、清理、歸位，日常的工作或是研究還是照常進行，忙碌的情況幾乎每天均是「7-11」。

但大家毫無怨言，而且在最短的時間內儘速上軌道，有許多實驗室在搬入竹南院區一、二個星期後，馬上開始做實驗。以一個有將近千人的龐大搬遷，以及大大小小的儀器、研究器材、機器設備，如此繁複細雜的遷移動作，能夠有此種績效，的確不易。

搬遷所牽涉的不只是人員與儀器的挪動而已，搬遷費用的籌措更是煞費心力。原來政府只核撥國衛院的建院經費，並沒有給予國衛院的搬遷預算，國衛院科技預算來源的研究經費，更沒有搬家的匀支，一趟遷徙的費用所費不貲，國衛院財務的拮据可想而知。

搬遷的經費已經讓國衛院於二〇〇五年的財務吃緊，又加上為配合政府計畫所興建的疫苗先導工廠——人用疫苗自製開發計畫，政府將疫苗先導工廠，委由國衛院接手，尚包括原先於疾病管制局中，血清疫苗研製的研究移至國衛院，原先預估一年的經費為七億元，但經建會只撥下建廠的經費三億元。

同舟共濟互助互愛

而在二〇〇五年，疫苗研究中心已經有七十餘人，所有的研究飛速進行，院內已經匀支了一億多元的經費，提供其研究與運作，再加上前述的搬遷費用，使得國衛院二〇〇五年的預算，有著前所未有的缺口。

國衛院院內的財務是透明的，這種情形吳成文於主管會議中，一五一十地向各位主管說出年度經費困難的情況，必須大家伸出援手來幫助疫苗中心度過難關。

會議中所有的主管一致認同，馬上形成共識，大家壓縮自己單位的研究預算，同時吸收業務經費中的水電、電話等費用來共濟時艱。國衛院向心力如此之強，以及各單位間彼此互助的情況，由此可見一斑。

「國衛院主管忙碌的情況，外界難以想像，往往在走廊上瞥見他們奔跑的身影。」吳成文對於主管與全院同仁的用心非常感激。而這即是吳成文所帶領的團隊——大家因為一致的理想，所培育出國衛院的文化。

他們是根植於學術、跨越出政治、排除了自利的科學人。而國衛院學術研究的核心價值，不止於國衛院自身的發展，更在於如何提揚台灣於世界的學術競爭力。為其如此，吳成文方能與來自四宇八方的科學豪傑，同舟共濟創造出獨特的國衛院文化。

國衛院的「螞蟻雄兵」

國衛院從籌備處開始的數名員工，到搬遷至竹南將近一千名工作同仁，其中，行政同仁約佔三成，他們必須創造一個讓研究人員可以揮灑的空間，以最具績效的方式，幫助實驗室的研究順暢無阻；他們的工作量並不輕鬆，這些單位包括秘書室、會計室、總務室、工務單位，以及分佈在各研究單位的行政同仁。

如果說，國衛院的科學人是一群為台灣生命科學開疆拓土的戰將，國衛院的行政同仁就是一群默默工作的螞蟻雄兵，這一群孜矻不懈的工作夥伴，是國衛院這一部大機器運作的潤滑劑以及精細的螺絲釘，也是研究人員拼力向前的後盾。

國衛院裡沒有派系，大家秉持共同的理想，是一個難能可貴的文化。國衛院的會計室主任朱似瑩從公務機構轉任國衛院，一路跟著國衛院成長與茁壯，她是一位非常具有經驗的會計專才，有著豐富與完整的公務機構會計資歷，來到國衛院工作了十餘年，對國衛院的行政運作，熟悉甚深。

她說，國衛院每一位工作同仁想的都是如何協助實驗室中的科學家心無旁騖的做研究，大家有共同的願景，若研究單位運作時遇到問題，行政同仁們二話不說，一定以為研究人員排除困難作為第一考量；因為院內的行政同仁都知道，國衛院的學術研究繫乎國家生命科學研究的未來發展，螞蟻雄兵們的協力是一份支持與參與，於是大家為著同一個理想邁進，沒有派系，只有合作。朱似瑩說，這種文化的建立，難能可貴（註）。

也因為如此，國衛院員工的向心力極強，這可從國衛院搬遷至竹南的事例舉證。當年搬遷時，主管們總會憂心，因為員工家庭以及小孩教育、甚而居住環境等因素，可能會流失一些員工，或是研究人員，事實證明，有九十九％的同仁留在國衛院，甚而舉家遷往竹南，院內的每一份子把國衛院當作一個大家庭，因為共同的理想而水乳交融。

應集中力量共創學術環境

這是國衛院院內的景觀，大家均瞭解自己的執掌、角色與定位，同仁們勉勵互濟，朝著理想的標竿飛奔。但是外在的環境卻不然，從成立迄今，國衛院的定位問題以及應當扮演的功能，常隨著大環境的浮動，而有不同的見解。

例如，二〇〇五年度的董事會議中財務小組的召集人陳定信院士（二〇〇五年度的董事會，為審核二〇〇六年的預算），他即主張國衛院應當將預算均分為院內與院外各五〇％、五〇％，來增強提供給大學的研究經費。其實，國家的科技預算，每年有十％～十五％左右的成長，其中有一大部分均集中於國家型計畫，而陳院士即是此計畫的共同主持人。

以吳成文的觀點言，國衛院成立之際，經過全國百餘場與醫界的協調座談會，其中，國衛院的研究任務為醫界的共識，尤其國衛院所扮演研究台灣當前重要疾病，以及協調與整合醫藥衛生研究機構之工作，為國衛院責無旁貸的重要任務。

由於台灣研究人力有限，必須集中力量、共同合作，方能展現學術的能量，兼之國人重要的疾病如肝癌、肺腺癌、登革熱等，都必須仰仗國人自己研究。國衛院如同一個核心的研究軸，與國內醫學界成立研究網絡，已經有著可見的成績。

吳成文認為如果以更積極的眼光來看，雖言國衛院所有預算，已經將近有四〇%為提供國內其他學術單位之研究預算，然斧底抽薪之計，必須藉助醫學界大家共同來努力，將醫學科學的預算基數做大。這如同在八〇年代初，衛生署科技預算僅為八千萬，而在國衛院成立之後，衛生署在二〇〇六年的科技預算已經成長至四十六億元（國衛院之預算來自衛生署的科技預算），學術界必須共同努力，爭取更多的研究預算，而不是在有限的預算內彼此爭奪。

以醫界學術發展為己任

吳成文進一步解釋道，國衛院院外處的整合性醫藥衛生研究計畫，多年來僅有三億多的預算，雖言本計畫對國內的研究人員有諸多的激勵，但是因歷年在編列經費時，其成長有限，如果能夠以國家科技經費逐年成長十%作為基礎，不出幾年，其實可成長到超過現今全院研究經費的五〇%。

若再加上院內的研究網絡所進行之整合性功能，例如TCOG與國內二十四家醫院的合作網絡、肺腺癌國家型計畫與十餘所大學與研究機構的合作、微生物抗藥性監測計畫與四十四家醫院的合作等；國衛院對外所提供的研究計畫與預算，不僅已激起國內學術研究機構的進步，同時更達到協調整合研究能量與品質的標的。

國衛院是一個才十餘歲的新機構，有關其定位與功能的問題，似乎還會引起學界的漣漪，國衛院本身一直沒有疑慮地朝著當年的設置目標前進，但是新機構的角色尤其是在學界成就上，還常常是被人質疑的焦點。

吳成文記得有一次巧遇工研院前任院長史欽泰教授談及此事，史教授哈哈大笑道：「工研院成立六十年，前三十年大家一直在談工研院的定位問題。」如此看來，這似乎是國衛院成長期間必經的過程。

註釋

註：朱似瑩主任已於二〇一〇年退休。

32 國衛院需面對長治久安的發展

在吳成文於籌備國家衛生研究院之初，一次，面見前總統李登輝先生，李總統詢及，國衛院設若成立之後，年度研究經費的預估如何？吳成文略微思索，回答說：「大約一年二十億元左右。」當時李總統有意提供兩百億元預算，作為國衛院的設院基金，並以此兩百億元基金之孳息，來支持國衛院每年的研究經費。

這個構想在吳成文諸多考量之後，覺得未必是長治久安的方法。例如時任國科會主委的陳履安先生即對吳成文說：研究的預算首重長久以及穩定，以基金孳息必須考慮到利率的浮動，以及未來通貨膨脹問題，中華經濟研究院就是囿於基金孳息之苦，而面臨發展的瓶頸。

選擇財團法人機制，希保有學術自主

其實這正是吳成文的考慮，學術研究是長期的努力與耕耘，如果欠缺穩定的預算來源，將來恐會扼殺研究成果。所以在諸多的討論與思考之後，國衛院籌備期間方決定以財團法人的方式成立，並由政府逐年編列預算。

當然在國衛院規劃為財團法人之際，依舊有不同的意見。例如當時生技中心的執行長田蔚城博士即不表贊成，他以生技中心為例，對吳成文說：生技中心就是財團法人，因為經費來自政府，所以一切執行程序、規章制度，得依照政府的規範進行，而且政府的要求嚴細，無論是計畫的執行，或是單位用人等等，均有意見，這使得生技中心無法發揮應有的彈性。

不過當時國衛院的設置條例已經送至立法院，雖言國衛院的組織型態為財團法人，但是立法院要求國衛院必須逐年審查研究成果，以及工作執行的情形。

吳成文心中想著，國衛院為學術研究單位，只要研究成果佳，民意機構藉此瞭解國衛院對國家科學發展的重要性，並無不宜，也許更能幫助國衛院長期與穩定的發展。當然今日再回想昔日的思維，吳成文終於瞭解自己太單純了。

國衛院在日後的發展中，的確是受限於經費的來源，以及人事任用的曲折。當年期待以財團法人的靈活度，來為國家創造及時迎戰科技熱潮的競爭力，這幾年一路行來，真是滋味備嚐。

因為是財團法人之故，國衛院在研究預算的爭取，十年來雖大多是增加的，但是爭取的過程非常辛苦，而立法院審查時，也是風飆浪打地折磨著這一群不懂得酬酢哈腰的學者們。

預算爭取過程艱辛備嚐

先談研究經費的申請。每一年，國衛院必須撰寫研究計畫，通過衛生署的中綱計畫審查，在衛生署的中綱計畫預算通過之後，再送往國科會與全國的學術機構一起申請國家科技研究計畫經費。

國科會的科技預算並不支付人事費用，所核下來的研究院算，唯有研究助理的薪資以及五%的管理費。

這對各大學並不會造成困擾，因為大學院校的人事經費由教育部核發。但是對國衛院卻有實質的影響，國衛院雖取得科技預算，其院內所有的營運經費以及人事管銷，必須由其中勻支，所以與大學研究預算的基數是不同的。

也就是說，國衛院研究人員的預算，並不能以研究預算之整數來除以其產值。假若國衛院的研究人員，每一個計畫與大學教授所得的預算數是一致的，但是國衛院研究人員的產出，並不能以其研究預算來除以論文數，這是不公平的比較，在於國衛院的預算尚含人事及營運經費，研究人員所得研究經費金額較低之故。

過去，曾經有人以此方式計算國衛院的學術成績，其實並不公允，但即令如此，國衛院的學術績效依舊可觀。

這是國衛院因科技經費編列預算所產生的困擾。再加上因為來自衛生署的科技預算，難免會與署內的科技經費產生排擠效應，更會因為政府科技政策逐年變動而受到影響。

如果希望國衛院獲致長期與穩定的預算支持，就必須另謀他法。這是吳成文於主掌國衛院過程中之反思。例如，吳成文曾經想過運用全民健保，提撥一%的固定經費，作為國衛院穩定經費的來源。這個構想並非無的放矢，為來自英國國家衛生評議會（MRC），亦即英國國衛院的實例。

英國MRC以全民健保經費提撥

在英國有一份科學研究指出，國家的醫學研究投資，將節省全民健保費用五%的支出。有鑑與此，英國國衛院的預算即來自全民健保經費提撥之三%，然後再由科技部將此預算逐年捐助給英國的MRC。

於是吳成文建議提撥全民健保費用的一%作為醫學研究，構思提出後經過當時李登輝總統與郝柏村院長的同意。不過這個構想卻於健保監理委員會中遭致否決。

原因很簡單，當時監理會認為全民健保理應用來治療疾病而非醫學研究，其功能如同醫療保險一般，監理會認為醫藥衛生研究的預算不應當來自健保，而必須由政府負責編列。

當然那時刻尚有另一個因素：全民健保已經自其中提撥了三%給醫院，作為教學與研究之用；不過這一筆預算在執行時又未必然，有些醫院將其應用於聘任住院醫師，因之監理會也不願意再以一%的預算，提供作為醫學的研究。

這是全民健保於經營管理上的概念及邏輯，所以即令是行政院認可，這個構想卻一直無法走出衛生署的大門。吳成文雖與當時的衛生署長張博雅洽談多次，由於一直無法取得監理會的共識，最後只得放棄。

菸品健康捐可做研究基金

直至數年後，菸品健康捐進行修法之際，時任國衛院醫保組組主任石曜堂與研究員溫啟邦也投注了許多心力奔走。

當時國人已經逐漸瞭解預防勝於治療的積極觀念，所以國衛院認為，如果可以用菸品健康捐的些微比例作為研究經費，國衛院研究預算的穩定性將能夠解決，將來亦可運用此經費，做為研究國人好發性癌症（如肺腺癌等）的預防與新療法之研究。

此想法也獲得當時衛生署署長陳建仁的同意，並且允諾積極爭取，不過，並未奏功，因為面臨的問題是需要再度修法，在國會議場生態對立的情況下，修法的變數相當多，有關菸品健康捐運用的可能性，相當困難。現在菸品健康捐衛生署大多用於彌補全民健保的虧損，另部分則自行建立癌症卓越中心計畫，國衛院所分得的比例極少。

其實從國衛院建立爾後，院務的發展以爭取國家科技預算為主，而至十年後因為搬遷與疫苗先導工廠的興建，所衍生的經費短絀問題，只不過是冰山的一角。

未來如果國衛院希望大刀闊斧地跨步前進，預算的持續性，是一個亟需面對與解決的問題。然而，在吳成文任內的十年，只要是能夠想的方法都想到了，而且是身先士卒、不畏艱難地去溝通。

以先進國家為師的智慧思考

「過去國衛院於籌備時刻，選擇以財團法人的組織方式，這幾年細思下來，其掣肘之處更勝於其他，尤其在立法院審查預算時。」吳成文分享了他的經驗。

例如，立法院有些立委認為財團法人必須自籌經費——雖言統一集團曾捐出兩億元予國衛院，在台南成大興建研究大樓，國衛院的技術移轉尚有數千萬元的收入，但是對於一個新機構，而且需要長期投入經費進行研究的醫學科學領域，民間的捐款，或是早期技術移轉的收入並非主流，這個狀況在世界先進國家皆然。

也所以英國的國衛院是由政府的科技部捐補助研究預算、美國的國衛院是由衛生部編列固定預算。這可以看出，即使是先進國家，其企業捐助的風氣較勝，政府亦認知，醫學科學研究不能仰賴民間的捐贈，除了因為其研究時間長、預算必須穩定之外，更在於國民健康是政府的責任，所以國家必須責無旁貸的承擔。

另外一個是政府推出的行政法人方案，這是日本的模式。

在日本的行政法人單位，其機構特質亦是任務導向型，其預算由政府編列，有固定的人事經費，因而，日本行政法人的功能為：必須以協助政府的政策為依歸。當時擔任衛生署長的陳建仁希望國衛院採行政法人的組織架構，來解決經費的問題。

針對行政法人的提議，國衛院亦進行評估。整體而言，行政法人的優點為有固定的經費，有利於組織的穩定發展。但行政院版的行政法人董事長與院長，由政府任命，亦即行政的權威高過學術專業，這是國衛院評估時刻所提出的問題，國衛院擔心是否會因此而失卻學術之自主性？

評估之結果，有正、有負，並無定論。而據研考會得知的消息是，行政法人的規劃目前為針對現有之政府單位，國衛院將不會是第一波行政法人的名單。所以未來發展如何，也只能靜待政府的動向了。

33 以世界學術地標自我期許

醫藥衛生研究在先進國家，都是重點的政策與投資，這除了國民健康是國力的表徵之外，也由於醫藥衛生所引爆的生物科技革命所帶來的龐大經濟利益。

國衛院成立的時間為一九九五年，正是二十世紀末、二十一世紀前置的千禧關鍵時段，那當刻，無論是西方先進國家，或是亞洲蓄勢待發的數個經濟地塊，大家摩拳擦掌的態勢已經十分明顯，有一次，吳成文對來國衛院參訪的政務委員，提出如表一至表三（詳見下頁）的幾個數據：

在亞洲的地塊，台灣的生物科技人才其學術能力佳，但與相鄰的南韓比較，似乎在藥品的競爭力上，還有一段距離。當然先進國家的美國以及歐陸，已經挾其原本科學與經濟的優勢，劍及履及地侵入各國市場，而且有著相當程度的利潤。

切入我國重要疾病為研究標的

表一：亞洲藥品市場／單位：百萬美元（1997/出廠價格）

中國大陸	6,000
南韓	4,600
台灣	1,600
菲律賓	1,260
印尼	1,220
泰國	1,070
香港	340
馬來西亞	320
越南	300
新加坡	200

資料來源：Scrip, 1999

表二：台灣製藥工業／單位：台幣億元（1997）

	原料藥	學名藥	科學中藥	總計
製藥公司	30	242	219	491
員工數	750	15,500	4,000	20,250
產值	44.89	396.83	41.79	483.51
平均每家公司產值	1.50	1.64	0.19	0.98
內銷/外銷比例	92:8	97:3	96:4	96:4
出口	3.63	13.47	1.65	18.75
進口	42.28	152.97	0.29	195.54

資料來源：國家衛生研究院

表三：生物技術產業（1997~1998）／單位：十億美元

說明＼地區	美國	歐洲
生物技術公司	1,283	1,178
上市公司	327	68
銷售額	13.4	2.26
利潤	5.1	1.78
研發投資	9.9	1.97
員工數	153,000	45,823

資料來源：Ernst & Young, 1999

要進入國際市場角競，必須要有周觀的思索，以及制勝的策略，這即是國衛院任務導向研究的謀略：以國際大型藥廠尚未開發的市場需求，以及流行於我國與亞洲地塊相關的疾病為主。這可以成為台灣將來於世界生物科技舞台上勝出的關鍵科技。

這些疾病如：B型肝炎、C型肝炎、登革熱、新興感染疾病（SARS、禽流感）、七一型腸病毒感染等。可以看出，國衛院的研究切入點，為針對我國高死亡率的癌症，以及感染症相關治療與診斷的研究發展。

國衛院發展此生物科技醫療有其前瞻的思考，以及當下環境有利的現況：在於上述病症西方的病患較少，大型藥廠不容易進行臨床試驗；另一個因素為，他們亦缺乏開拓此市場之經驗。如果台灣能夠集中火力進行整合研究，就有機會於國際競爭壓力下脫穎而出。

國衛院於基礎醫學研究之外，其實很早即有遠見地發展藥物研究最重要的臨床試驗網絡——台灣癌症臨床研究合作組織（TCOG）。在於，任何新藥或是新療法的研究，一定要經過臨床三期的試驗，所以醫院的組織網絡至為重要。

TCOG已有二十四家區域級以上的醫院參與，以癌症為例，涵括台灣九十五％的癌病患者，被譽為亞洲最佳的藥物研究試驗網絡。而該組織除了癌症的臨床治療研究之外，將來對於政府所推動的國家臨床試驗中心計畫，也將是一個最重要的資源。

舉肝癌為例——研究的全觀思考

舉肝癌這個國病為例；肝癌的發生與B型肝炎有關，據統計，台灣四十九歲以上的民眾約九〇%曾感染過B型肝炎，而有十五%～二〇%的人為帶原者，其中五〇%為嬰兒自母親的垂直感染，有二〇%可能會引起肝癌。

一、新生兒施打疫苗

為解決這個影響國人健康至鉅的國病，政府從一九八五年開始，實施全國疫苗注射，施打的對象為全國帶原母親所生的嬰兒。這個計畫實施二十年之後，初生嬰兒B型肝炎感染率已由十八%降為一%。

台大小兒科張美惠教授，得到國衛院院外處計畫經費的支持，根據施打疫苗二十年的結果，來瞭解嬰兒肝癌發生率的情況。

研究結果顯示，我國初生嬰兒肝癌發生率已經明顯地降低，根據統計資料指出，再過一個新的世代，B型肝炎將自台灣消失。國衛院所支持張美惠教授的研究計畫，為證明出疫苗可以預防癌症的第一個實例。

這項研究成果在一九九九年於巴黎召開的世界抗癌高峰會議中，由聯合國世界衛生組織（WHO）的學者，於學術演說中提出，盛讚台灣施打疫苗政策的正確，並說明可以提供予世界其他國家於公衛議題的參考。

當時吳成文亦在會議中，對於國衛院所支持的研究計畫，能得到WHO官員的讚譽，同感與有榮焉，因為這即是國衛院院外處提供研究預算所期待得到的效應——支持國內優秀學者研究，以幫助其更上層樓。

二、研究治療標靶藥物

前述所言的是嬰兒施打疫苗的研究成果，吳成文在巴黎接受BBC的專訪，發表台灣B型肝炎疫苗預防肝癌的重大成就，這涉及如何預防肝癌發生的衛生政策。但是台灣目前所面臨的問題是，有二百萬到三百萬的帶原者，如果以罹病率二〇%來計算，估計將來會有六十到七十萬人口會罹患肝癌，這時刻，肝癌最大的挑戰是如何預防帶原者發病？如不幸一旦發病，要如何治療？

先談治療的問題。全世界有將近兩百五十種的治癌藥，但其中沒有一個為針對肝癌有效的抗癌藥物。因為在西方國家，罹患肝癌的病患不多，開發新藥不僅沒有商機，也找不到病人進行臨床試驗。

國衛院目前有一個老藥新用的「沙利竇邁」，這原是安眠藥，因為發現會造成畸胎而遭禁用，但是它對肝癌卻有療效。所以國衛院引進本藥，進行臨床試驗，現在已經進入臨床三期。如果三期臨床試驗成功，那麼未來可用於治療肝癌，對病患為一大福音。

而國衛院三期臨床試驗何以進行得如此順利？即在於TCOG已經建立了周全的臨床試驗網絡，這是無論國衛院以及台灣，未來發展亞洲臨床試驗中心的寶貴資產。

在吳成文院長任內，國衛院運用此網絡已經進行了十個癌症的試驗計畫，其中尚有全世界最大型的肝癌術後輔助型干擾術治療，第三期隨機分組的臨床試驗。

先進國家的大型藥廠也是因為國衛院已經完整建置了這個臨床試驗的系統，所以紛紛來台與國衛院洽談合作事宜，這是國衛院的學術貢獻。

三、瞭解致病機轉以求預防

藥物為治療已經發病的肝癌患者，如果希望預防帶原者其發病的可能性，就必須瞭解其治病機制。

由國衛院臨床組的蘇益仁帶領，與成大醫學院B型肝炎研究小組共同研究發現，B型肝炎血液中或肝臟中如果出現pre-S（B型肝炎表面蛋白）突變株，在十年間有五十六％左右會演變成肝癌。

這是一項重大的發現，表示出具有pre-S突變細胞株的帶原者，是未來潛伏發病為肝癌的高危險群，其發病率高過二〇％（為二到三倍）。因之在預防管理上，可以針對高危險群的帶原者，進行如基因篩檢等措施，同時也可進一步去篩選藥物，以抑制pre-S突變細胞株的壓力反應。

於預防藥物方面，目前國衛院已經發現一個新的物質，具有降低pre-S突變的效果，將來若發展成新藥，我國國病的防範與治療，才算是建立了一個周嚴的防護網，對民眾的健康確實是一大福音。

從肝癌的事例中，即可以窺見國衛院所建立的醫療研究網絡；從院外處支持國內的優秀計畫、臨床組的基礎研究、生藥組的新藥研究、癌症組的藥物臨床試驗，以至於TCOG的臨床試驗網絡，就如同大軍作戰一般，有著戰略與戰術，絕非毫無規劃或是自由化的研究。

這即是吳成文所謂任務導向的研究策略，在國內，也唯有國衛院的研究團隊，自基礎研究到新藥研發、藥物治療、臨床試驗等，能夠一一落點，而且研究水準如此卓越。

關懷全民醫療生態的智庫功能

當然國衛院的學術景觀不止於此。再舉繫乎國家財政以及全民醫療的全民健保為例。

二〇〇〇年陳水扁總統上任之際，因為全民健保所衍生的財務危機，與醫療生態惡化種種問題，希望進行一次健保總檢討。這是第一代健保的改革。於是由衛生署委託國衛院進行「全民健保體檢」計畫。

一、全民健保體檢報告

國衛院於是成立全民健保體檢小組。參與的主要學者有宋瑞樓院士、藍忠孚教授、和信治癌醫院黃達夫院長，國衛院石曜堂教授與醫保組的同仁，以及全國研究全民健保的專家學者等。

本次體檢研究就健保財務、支付基準、醫療品質、自行負擔門診費用、民眾教育、以及社會健康保險的財務公平原則等，進行詳細的評估。除了學者的會議討論之外，更在全省與勞工團體代表、醫療團體代表、開業醫師等，舉辦座談會，聽取其意見，以濟補學者專家之不足。

在所有的工作結束之後，國衛院偕同學者們撰寫「全民健保體檢報告書」，並已將本報告書，陳交有關單位以及民意機構，以做為未來全民健保修正的參考。而由於全民健保所關係的層面過廣，所以國衛院一直持續進行研究。

例如與哈佛大學知名的國際健保經濟學者蕭慶倫教授，所合作的「全民健康保險實施論病例計酬支付制度之影響評估」，初步研究成果已經提出。本研究建議健保局應持續追蹤、評估論病例計酬支付制度的實施成效。

二、全國衛生政策會議

於二〇〇三年，國衛院衛生政策研究中心舉辦「全國衛生政策會議」，以前觀未來十年國家衛生政策的發展。

本次會議為針對我國衛生攸關的課題，鎖定前瞻性、迫切性、趨勢發展為研討會的精神，並以五大主軸進行仔細的討論。包括：新興傳染病防制、強化醫藥衛生研究、病人安全、全人照護體系、衛生政策與資源分配等五大項。而全國參與的學者近千人。

綜觀上述會議主軸，為在以學術的建言為基礎，範疇廣及人民健康、疾病防治、學術研究以及全人照護等，這些討論與研究在在涉及國家的衛生政策。由於我國醫衛研究與西方先進國家相較，時間並不長，全國衛生政策會議此刻發揮了火車頭的啟動效應，集結各領域專家學者的建議，大家匯集一處，希望描繪出未來十年國家的衛生政策。

全國衛生政策會議籌備長達半年，同時在會前各組的專家學者，已經密集進行三個月討論會議的大型學術研討會，衛生政策研究中心並於會後提出研議後的意見，陳交政府單位。這是我國所有醫衛學者的智慧結晶，也因為國衛院在醫界獨特的功能以及角色，得以邀請這許多學者參與，共同來為國家的衛生政策集思廣益，為全民的健康創建藍圖。

三、第二階段國民健康調查研究

有關國衛院以全國民眾健康為標的之學術研究，尚有最具代表性的全國健康訪問調查。

這個研究計畫為國衛院醫保組、生統組，以及國民健康局共同進行之「民國九十年台閩地區國民健康訪問調查」，所得研究成果已經正式公布，本研究可提供政府根據國民健康狀況，作為分配醫療資源的依據，以及訂定全國健康目標的重要判準。

為求善於應用這些寶貴的研究結果，國衛院建置全國第一個以國民健康數據所架構的資料庫，可藉由網路資訊提供全國其他研究人員進行更進一步的研究。

而這也是我國根據聯合國世界衛生組織建立的有關民眾健康的量表標準，所進行之第一次全國民眾健康調查。自二〇〇二年六月調查資料檔建立之後，研究的成果已經實際應用在我國衛生保健政策的參考，例如：菸害防制、慢性病防制、運動、口腔與視力保健等。

現在，全國健康訪問調查正在進行第二階段的研究，以接續進行更多對於我國民眾健康的瞭解，尤其是國衛院採取依據世界衛生組織的量化標準，讓未來我國之相關研究，可與國際上其他國家進行比較與交流，除了能夠增進台灣於國際學術會議的能見度之外，也能夠舉證政府對我國民眾健康的重視程度。

這是國衛院為國家形象立柱打樁的一個重要研究計畫。

國衛院十年耕耘表現不俗

國衛院累積了十年的學術貢獻，有屬於人民健康與國家形象的（如全國健康調查）、有關於國計民生的（如全民健保）、有繫乎公共衛生政策的（如抗生素濫用）、有針對我國「國病」的（如肝癌的基礎與藥物研究）；有前觀新興感染症的（如SARS、禽流感）、有培育我國醫藥衛生研究人才的（如研究醫師獎助計畫、博士後研究獎助計畫等）、有提振臨床醫師研究能力的（如腫瘤專科醫師訓練計畫、感染症專科醫師訓練計畫、老年專科醫師訓練計畫等），以及與國際競爭的基因體研究（如國際黑猩猩研究計畫、創傷弧菌基因序）等等。

國衛院十餘年來，在策略化學術研究的表現，以及增進國人健康的研究前提下，都交出了亮眼的成績（註）。

足以與世界相較的學術地標

然值得一提的是，國衛院院內研究的組織網絡，其實就是一個具體而微、國家生物科技世代從研究到產出的輸送帶。它以研究國人重要疾病為標的，從基礎研究找出致病因子、到藥物的篩選研發、而至進入臨床試驗網絡，這同時技術移轉至產業界，並幫助產業的研究平台升級，有條不紊，有組織、有謀略、有戰術。

至若扮演國家醫衛政策的智庫功能，更使國衛院成為人民、醫界與政府的橋樑，而這一座橋樑是以學術為基石，集合國、內外相關學術專家學者的研究成果與智慧，共同為台灣的醫衛政策提出中肯與可行的建議。

吳成文說，國衛院的創立，無論是院內學術研究、或醫衛智庫功能、或所支持的院外研究，都具有壯闊的使命與理想。這也是吳成文與所有國衛院的科學家、工作同仁的願景，他們總相信，竹南的國衛院不止於竹南，而是國家未來在生物科技競爭上，一塊足以與世界相較的學術地標。

註釋

註：國衛院的學術成就，請參考國衛院網站之國衛院電子報暨新聞資料。

34 上山下海，尋地建立永久院區

有人說，在台灣沒有碰過土地以及營造的公共工程，就不算是瞭解建立一個機構的曲折與辛酸，這一句話真的說到吳成文的心靈深處。吳成文說，把國衛院從無、誕生，到爭取土地建院落成，只有一句話可以形容他這十年苦鬥的心情，就是：曾歷江河滄海，滋味備嚐。

當年，國衛院因為是政府六年國建計畫重點支持的新機構，又是世界級的生物醫學研究單位，新機構的人才均是學有專精的科學家以及擁有素養的科技人力，因此，國衛院將來的建院地點，成為萬方矚目的焦點。

大家應當對台灣的公共工程不陌生，這涉及地方派系的角力、都市計畫的更新、建築商人的利益，以及政治人物的政績等等。而國衛院成立之際，正是台灣寧靜革命之後，政黨競鬥的烽火期，可以想見，吳成文以一介科學人的單薄與意志，如何在這烽火連天的大環境中，為國衛院取得這安身立命家園的艱厄過程了。

出入台北市政府，為求一塊地

一九九〇年，吳成文受邀到總統府月會演講，除了總統李登輝之外，還有中央部會以及軍、政代表四百多人參加，當時，吳成文提出建立國家衛生研究院的構想，贏得與會首長的肯定。

會後，那時的台北市長黃大洲先生主動對吳成文說，如果將來國家衛生研究院成立，台北市的信義計畫區有一塊醫療預定地，大約一．二公頃，國衛院可以考慮在那裡建立院區。「國家衛生研究院做成了，你來找我。」黃大洲說著。

等國衛院的籌備處成立之後，吳成文與黃大洲會晤，說及信義計畫區的土地事宜，黃大洲安排台北市衛生局局長，來自台大的柯賢忠教授，評估國衛院設立後在信義計畫區建院的可能性。當吳成文前往拜會，柯賢忠教授卻表示，這一塊地，原計畫興建牙醫大樓，何況幅員不大，國衛院未來如果希望大展宏圖，可能其他的地方較合適。

可以知道，當時台北市衛生局的立場以及考量，未必贊成國衛院設立在信義計畫區內。之後台北市府易主，陳水扁擔任台北市市長，那時李鎮源院士尚在世，李院士安排陳水扁參訪中研院，陳水扁也到生醫所與吳成文一晤。

吳成文對這一段與陳水扁的互動，記憶深刻。「感覺您當市長與在立法院問政時，非常不一樣。」吳成文這麼說。「做什麼要像什麼，我不是做民進黨的市長，而是台北市市民的市長。」這是陳水扁引人入勝的回答。

陳水扁擔任台北市市長，自有一番新氣象，而新任衛生局局長為來自台大的涂醒哲教授，他認為在信義計畫區興建牙醫大樓效益低，覺得可與國衛院合作，建立癌症中心。吳成文樂觀其成，也精細的規劃了，不過，當時他已知道，要在市中心建院的機會已經微乎其微；其一為市中心的土地成本高，即令是政府的預算，國衛院絕對沒有償購的能力，其二是，這一段精華區已經有著山雨欲來風滿樓的火藥味了！

原因很簡單，台北市政府遷移到信義計畫區，大財團早已對此地段有著高度的興趣，因為，這將是台北市的新地標。角力的大財團，希望更改都市計畫，建立金融與大百貨商城。果不其然，爾後信義計畫區變更成為商業區，一時金融商賈百貨進駐。現今信義計畫區已經成為台北商場的熱點，可以想見，吳成文當時無論如何努力，也是與此地無緣的，因就商業與土地的利益估算，國衛院這一個學術機構，的確難與財團爭逐。

李鎮源院士是當時國衛院的董事，他古道熱腸，知道原汀洲路的國防醫學院與三軍總醫院將移到內湖的國醫中心，這塊地原由軍方向台北市借用，國防部有計畫歸還給台北市政府，聽到這個消息，李鎮源院士又安排吳成文與陳水扁一晤。

在與陳水扁會面前，吳成文已經風塵僕僕地往國防部溝通，當時國防部的回覆是要看台北市政府的決定。現在，決定權在陳水扁身上了。吳成文與李鎮源院士一起面見陳水扁，吳成文還準備了簡短的簡報，說明國衛院的功能，以及未來若是設在台北的好處等。

陳水扁聽完簡報，只是禮貌地說，他會支持，但是國衛院是中央政府的機構，國防醫學院和三軍總醫院是台北市的土地，他說：你去跟中央說，拿一塊地來跟我換，這樣，國衛院就可以在三總建院了！

這幾乎是不可能的事，吳成文也知道了陳水扁的態度，國衛院要在台北取得一塊土地建院，的確是不容易的。

二〇二兵工廠的淵源始末

二〇一〇年五月左右，在作家張曉風以及數百位藝文界人士的抗議聲中，中研院原計畫在南港國防部的二〇二兵工廠，以佔地約二十五公頃左右建立國家生技研究園區的計畫，驟時成為媒體爭議的焦聚。吳成文讀到這則新聞，對於二〇二兵工廠建立生技園區的始末過程，回憶起二〇二兵工廠隨著國內政治情境替易的轉折變化，總是有一些慨喟，因為這一頁歷史足足走了二十年，卻鮮有人知。

國防部二〇二兵工廠佔地一百八十五公頃，與中研院緊密相連，這一大片面積為當時海峽兩岸對峙時的火藥庫，昔日可算是戒備森嚴。但是隨著威權統治褪色，台海兩岸政治風候丕變，二〇二兵工廠逐漸卸下神秘的面紗，它在軍事上也不再如同過去一般重要。當年李遠哲回國任中研院院長之際，也曾經為了中研院的長期發展，希望與政府協商，取得這一塊在台北市難得的大面積土地。

國衛院方成立之際，李遠哲院長也是國衛院的董事，他期待國衛院與生醫所建立長期合作的緊密關係。雖言中研院的腹地有限，但是在生醫所以及動物所中尚有一塊約一公頃的土地，他希望國衛院可以建院於此。吳成文聞訊，積極請專人規劃了大約十二層樓的計畫，可惜的是董事會沒有通過，因為多數的董事希望國衛院的景觀與未來的發展不止於此。

從這一件事情可以知道，國衛院建院的事情，包括如李遠哲院長在內的所有董事們，都是放在心上的重事。有一次，李遠哲與吳成文談起二〇二兵工廠，覺得現下一黨獨大的態勢已經解除，海峽兩岸未來不會以武力作為角競的資本，如果中研院可以拿到二〇二兵工廠這一塊土地，未來國衛院也可以建立在那裡，這樣兩個研究機構的互動將更緊密。

吳成文一聽，想著，這一塊土地，其實他過去已經跟國防部洽商過，只不過李遠哲院長尚不知情吧！

這是郝柏村在國防部長任內，生醫所與國醫中心簽訂學術合作協議。那時，已經有郝柏村入閣的消息，而輿論大肆批評國防部長入閣，將有軍人干政之虞。湊巧生醫所與國醫中心的學術合作，郝柏村親自到中研院來，因為部長要到院簽約，所以吳大猷院長代表中研院跟國防部簽下這一紙歷史性的合作協議。

這一個簽約儀式吸引媒體的關注，隔日媒體又一改批判的態度說道：學界大老支持郝柏村入閣。一場簽約儀式，多少不同詮釋，足見當年的政治風候，瞬息萬變。倒是簽約當晚，吳大猷院長邀宴郝柏村，吳成文作陪，席間，吳成文說到設立國衛院的構想，以及二〇二兵工廠若是遷移，中研院可以增加更多發展空間等。

郝柏村當場答應二〇二兵工廠遷移後，可以把土地給中研院。一句話，吳成文記在心中。不久，郝柏村入閣，吳成文想起了郝柏村所言，覺得或已是時機，所以急忙到國防部溝通。但是，事情比吳成文想像中還複雜，在於國防部的回應是，涉及軍火以及危險的彈藥，搬遷困難度高，費用更是龐大，國防部當時的參謀總長對吳成文說，光是搬遷的費用就高達四百億。

看來二〇二兵工廠撥用給中研院的計畫，軍方其實還有意見，這一場溝通就此打住，這是李遠哲院長回來之前，中研院與軍方的第一次交鋒。

李遠哲回國之後，據悉也曾經為了二〇二兵工廠事宜，與李登輝總統當面陳達，由於軍方一直不讓，所以就延宕下來。日後，國衛院成立，為了院區事宜，吳成文多方奔走打聽，李遠哲院長或許覺得多一位與層峰溝通的人更佳，一次，得悉吳成文因事要面見李登輝，建議吳成文再跟李登輝提一提，這樣，不唯中研院的問題可以解決，國衛院也可以找到安身立命的家。

可惜的是，這一場與李登輝的互動，也沒有成功。當吳成文說起二〇二兵工廠與中研院的發展事宜，李登輝馬上打斷說：麻煩你去跟李院長說，軍方的事情，還是不要插手。足見二〇二兵工廠的遷動並不是那麼容易。一路下來，二〇二兵工廠雖數度出線，中研院也積極回應，但波波折折地已經將近十多年。

現在，即令軍方的問題解決，但是輿論對這一段生態綠地未來的發展，依舊強勢。就二〇二兵工廠這一塊土地的歷史舊事，就可以知道，在台灣要取得土地的艱難了！

淡海新市鎮計畫觸礁

對國衛院來說，最重要的是如何在生物科技國際競賽的角力中，一面發展研究，同時積極尋求院區，時間絕不容拖延，所以，吳成文廣伸觸角，收集資訊，同時探詢幾塊可能的土地，這一段時間，陪著他上山下海的先是葉明陽，後來是于重元。

台北市內既然不易取得適當的土地，他們到過台北附近的汐止、八里、基隆、石碇、三峽、三芝、石門，這一些地貌雖說風景優美，但或在山谷，或臨濱海，不是牽涉到開發的工程難度以及公共建設經費過高，就是地點臨海潮濕，不利高科技的精密儀器，所以，雖有地方政府的熱情期待，均不是理想的建院地點。

在國衛院落居竹南之前，有幾件「胎死腹中」的土地計畫，無論是政府核定的、或是大企業家希望捐贈的，都有一番峰迴路轉的故事。這幾件是：政府淡海新市鎮的規劃案、八德國衛院的核定計畫，以及企業家王永慶先生在世時，曾思考捐地給國衛院與吳成文的幾番對應。這些都讓他印象深刻。

一九九〇年政府為開發淡水成為北市新的衛星市鎮，規劃出一千七百五十六公頃，希望透過公共建設，完成十年淡海新市鎮的開發，預計吸引三十萬人口進駐，而這也是一九九四年六年國建的重點計畫。國衛院同是六年國建計畫之一，那時，張博雅擔任衛生署署長，希望吳成文規劃大約三十到五十公頃的土地，交由行政院核定，行政院通過之後，再由地方政府區段徵收，這是一幅非常理想的藍圖，吳成文積極呈上計畫，也為國衛院能夠在台北的衛星城市找到一個家而期待著。

那時，淡水已經成為土地開發商的重點標的，除了房市之外，各種商貿進入，大家均觀望等待，期待最後的最高利益；而地方政府為國衛院區段徵收的計畫並不順利，一來一往，吳成文等得心焦；最後的消息則是國衛院土地的徵收，在第一階段淡海新市鎮計畫中，確定無法完成。伺後觀察，二〇〇六年政府已經下修淡海新市鎮計畫為四百四十六公頃，人口下修至十三萬人，也因土地徵收以及人口移入落差太大，經建會決定停止淡海新市鎮的開發。

淡海新市鎮的計畫落空，吳成文為國衛院打造家園的夢想再一次幻滅，心中的失望難免，但他激勵自己，不能沮喪，必須再接再厲。

八德建院計畫擱置，無法如願

國衛院成立之後，一直是無殼蝸牛，不過，吳成文帶著國衛院的主任秘書以及工務一路尋地的過程，大家都知道，加上國衛院的董事們均來自醫界，希望國衛院能夠早日「成家立業」，所以，董事們也是盡其所能的提供協助。

這中間，穿插發生八德土地與王永慶先生的捐地事宜，真像是小說情節，高潮迭起。先說八德市政府的核定地點。

一次，當時任立法委員的呂新民先生到訪，他曾經擔任過桃園縣八德市市長，主動告知吳成文八德有一塊土地，非常平坦美麗，覺得這是國衛院建院的理想地點。吳成文一聽，隨即安排與署長張博雅一起去看地，八德市政府亦陪同說明土地開發的計畫，他們表示，可以無償提供國衛院五十公頃的土地，如此大方慷慨，讓張博雅以及吳成文高興不已。

這一塊土地離台北不到一小時的車程，據說計畫興建的高鐵也會經過，如此良地千頃，是未來國衛院發展的腹地，張博雅以及吳成文非常興奮，回到台北之後，馬上舉辦跨部會會議，參與的包括內政部營建署等，再呈報行政院核定。張博雅是一位行動派，積極部署，與層峰互動，不到半年，行政院同意國衛院在八德建院，但唯一的條件是，八德市必須在行政院核定後一年半之內提供土地讓國衛院興建院區。

為此，衛生署特地針對交地事宜，再與內政部營建署、桃園縣政府、縣議會召開數次會議，桃園縣政府再三保證，已經與當地居民溝通完畢，一年半內徵收沒有問題，國衛院入駐八德，方大石底定。

國衛院的家終於有了著落，大家喜形於色，但是吳成文說，這一次還是高興得太早了。等了一年半，無聲無息，再等一年半，還是沒有土地，衛生署不斷與桃園縣政府公文往返，國衛院工務同仁也前往瞭解，最後才知道，這一塊土地因為有一些複雜度，所以徵收困難。

首先聽到的消息是，原先高鐵計畫經過八德，消息一出，各方人馬競逐，已經投下大筆金錢炒地皮，地方勢力以及財團據說霸住了一、兩百公頃的土地，這個狀況讓當時的行政院院長郝柏村非常震怒，要求高鐵重新規劃停靠點，移開八德。如此一來，就有一群人因著土地被套牢了，這時候，國衛院成為他們的生機，因為唯有國家重大計劃，才能改變地目，所以積極爭取國衛院入駐，但卻不幸的進入第二輪的地利角競，大家你爭我奪，互不相讓。怪不得國衛院已經核定的土地如此難產。

國衛院成立之後，苦等八德土地三年的時光，建院似乎仍遙遙無期，衛生署不斷以公文向桃園縣政府與八德市政府催問，最後的回答是，先給國衛院一公頃，之後再議。這無異要使國衛院套牢，是張博雅以及吳成文無法同意的。

然而，八德的土地爭議還持續上演著。

一場土地與預算的攻防戰

當時桃園縣的縣長為呂秀蓮，她希望八德由敗部復活，所以主動到訪國衛院，承諾將克服困難，處理八德土地徵收事宜，呂秀蓮邀請吳成文再往八德一趟，當面磋商溝通。看著呂秀蓮的誠意，吳成文也希望幹練的呂秀蓮能夠解決地方的複雜問題，同意再到八德與官員以及民眾溝通。

沒想到吳成文到達桃園時，會議室中一票的新聞媒體，在與吳成文私下禮貌寒暄之後，呂秀蓮希望吳成文當眾向媒體宣布，國衛院考慮再回八德；只不過吳成文相當堅持，一再表示，只有一公頃的土地，對國衛院來說是不足的。這一場會晤，出乎吳成文意料之外，於眾多媒體面前，雖然呂秀蓮希望演變成一個形成共識的態勢，但是吳成文依舊不動如山，一再聲明，必須及早解決八德土地徵收的問題，否則國衛院難以承諾。

這一場土地拉鋸戰，從中央到地方，還真餘音繚擾，難以下幕。只是吳成文已心知肚明，國衛院到八德的可能性是到了死胡同了。

當下正是李登輝執政時期、兩黨政治交鋒尖銳之際，國民黨一黨獨大的態勢被在野黨不斷地挑戰與蠶食，內閣也相對不穩定。一九九七年九月張博雅請辭署長，回鄉參選嘉義市長，在張博雅卸任的最後一天，吳成文與署長一晤，討論八德建院膠著的情形。

張博雅知道吳成文的焦急，兩人最後商議，決定放棄八德。在張博雅署長任內的最後一天，衛生署出具公文，表示八德無法如期交出土地，國衛院放棄在八德建院，將另覓土地。張博雅這關鍵性的公文為國衛院解了套，也為國衛院保留住其他的機會，吳成文對這一位幫著催生國衛院的老長官，一直是感念的。

但是這一紙公文卻引來八德以及桃園縣政府的反彈。想當然耳，國衛院也因此承擔了來自地方政府、民意代表的強勢壓力。

國衛院的年度預算必須經過立法院，那一年國衛院的預算在立院審查時，除了桃園當地的議員率領八德的民眾到立法院抗議之外，桃園縣的立委也強力杯葛國衛院的預算，堅持刪除十億，這個金額，等於是讓國衛院的研究停擺。議場的委員毫無理性，一片怒罵，吳成文據理力爭，說明因為八德交不出土地，將影響國衛院的研究發展，不過卻是徒勞無功。

一場土地與預算的攻防戰，對於一位望重士林的科學家，的確是無法承擔的重。為保住國衛院的研究經費，吳成文在委員會審查之後，與主任秘書于重元積極拜會其他委員，解釋說明，尤其是來自學界的郝龍斌，以及來自醫界的沈富雄等人，在他們的努力下，於朝野協商時，扳回預算，這一場預算的針鋒對決才有驚無險地落幕。

與企業家的幾番互動

早在八德延遲交地之際，吳成文在董事會中報告，八德的土地非常複雜，可能無法如期交出。那時長庚醫院的張昭雄院長為國衛院的董事，他非常熱心的對吳成文說，林口長庚有兩棟新的大樓，國衛院可以先暫居借用，而王永慶董事長對醫學教育一向用心，有關國衛院的土地，也許他可以向王董事長提一提，說不定會有意想不到的好結果。當然，張昭雄表示，這只是他個人的想法，他必須回去請示王董事長。

張昭雄帶來的消息是，林口兩棟長庚新大樓，王董事長表示歡迎國衛院使用。這一次，張博雅以及吳成文又一起前往林口，覺得地點以及環境均佳，正高興著積極進行商討時，卻傳來長庚希望國衛院付出租賃的費用，一年高達四千萬，這麼一筆龐大的金額，當然與國衛院的預期差距太遠，吳成文後來向張博雅報告，決定放棄。

國衛院退出八德土地之後，張昭雄還是熱心安排王董事長的邀宴，因為長庚在林口還有土地，也許國衛院可以在那裡發展。

這是一場慎重的宴會，王董事長邀請了長庚重量級的主管，包括吳德朗、莊逸洲（註）、張昭雄等三十餘人，有如長庚的群英大會。晚宴之前，吳成文用了十五分鐘的時間，簡報說明國衛院的規劃以及將來的發展，而他發現王永慶在聆聽時，雙目緊閉，像是非常專心傾聽，又像在閉目養神，這神情與安靜的態勢，讓吳成文無法揣測王永慶的反應。

簡報完畢之後，王永慶張開眼睛，問道：吳院長，你需要多少地。吳成文回答：國衛院的規劃是五十公頃。王永慶馬上回答：好，我給你五十公頃地。一句話，讓吳成文差點傻眼，覺得來得突然，但是，他隨即反應道：王董事長，你的慷慨大德我很感動，我代表國家以及台灣醫界向您致謝。王永慶說著：那就好，我們開飯！

這時候，在外面開完會的張博雅也匆匆趕到，吳成文簡短說明方才的經過，張博雅也感激地向王永慶致謝。王永慶當場裁示，明天就帶吳院長去看地。這一頓飯真是吃得薰陶陶，吳成文無法想像一場十五分鐘的簡報，居然白白得到林口長庚企業價值數百億元的五十公頃土地，直讓他難以消受。

隔天，吳成文與于重元到達林口，張昭雄以及一位經理級的同仁對吳成文說，王董事長表示，林口長庚的土地均已經規劃，但台塑在觀音鄉還有兩百公頃的土地，已經向政府申請工業區，只是政府一直沒有批准，這一個地塊，也許比林口更適合國衛院。

一夜之間，又是新的狀況，為了國衛院的土地，吳成文經過了大大小小不同的挑戰，已經練就了處變不驚的態度，想著，既然來了，去觀音鄉一探，也無不可，就與這位經理一起到了觀音鄉。

這是一片尚未開發的地塊，鄰近海邊，一長排林投防風樹林，還是擋不住強勁的海風，台塑在那裡已興建了一座發電廠，希望在觀音建立石化工業重鎮，但是政府一直沒有批准。雖是一塊遼闊的土地，未來可能是重工業區，又接近海洋，實在不是國衛院可以發展的優良地塊。之後，吳成文再度打聽，發現預定捐給國衛院的是一塊國有地，台塑當然希望國衛院到位進駐，國家將會投資鉅額的公共建設費用，台塑則順勢增加了一個重工業基地。

王永慶不愧是經營之神，考慮面面周到，但是吳成文卻覺得此地並非國衛院理想的院址。

核定竹南基地，國衛院永久的家

國衛院建院已經五年了，為了建院的土地，吳成文費盡心力，還是處處遭掣肘，一而再再而三地碰壁遇挫，百思不得其法，最後，透過蔣彥士的安排，再一次面見李登輝總統。吳成文向李登輝報告有關國衛院研究的進程，八德原來核定院址的土地無法取得，以及王永慶希望捐贈觀音鄉五十公頃土地的經過等等。

李登輝聽完，馬上裁示說，不要去觀音鄉，這對國衛院未來的發展不佳。他隨即找來蔣彥士，詢問，哪裡還有較恰當的國有地，可以釋出？蔣彥士想著說：在竹南養豬研究所（現更名為動物科學研究所）旁有一塊台糖的土地，那裡還不錯，這一塊地正在規劃科學園區的第四期工程，可以考慮。

李登輝想了一下，對吳成文說，國衛院去竹南，我跟台糖的總經理說一說，那一塊地給國衛院最恰當。一場會晤，在李登輝的主導下，國衛院永久院區規劃到竹南，拍板落定。國衛院永久的家，經過了這麼多的波折，一步一步走、一關一關過，這其中，多少人的協助，除了李登輝，還有當時的總統府秘書長蔣彥士，以及跟著他四處看地的主任秘書于重元、工務許世昌，吳成文心中一直是感念的。

總統李登輝交辦國衛院進駐竹南，不久，台糖總經理張有惠來電說，總統交辦，竹南給國衛院，邀請吳成文前往竹南看地。

那一天，吳成文以及主任秘書于重元還有工務同仁許世昌一起到竹南，在台糖人員的帶領下，第一次踏上竹南基地。只見盲荒叢高，牧草如幕，乳牛群散漫移動，一派悠閒，動物的排泄物刺鼻難聞，而蚊蠅似霧，一路叮咬。這曾經是台糖的牧區，真是拙樸野趣，地沃土肥。

這一塊地，北啣新竹科學園區，西接竹南面海，南抱頭份鄉野，未來可與政府規劃的銅鑼科學園區交軌，由北而南，宜動宜靜，位置適中，是研究人員專心研究的好所在。然而在面對排泄物臭味燻天，以及蚊蟲攻擊的訪地過程，吳成文的第一個問題是，這裡的惡臭與蚊蟲未來可以消除嗎？當得到肯定的答案時，吳成文已經確定，這將是國衛院永久的家。

竹南基地佔地一百一十八公頃，於一九九八年政府規劃為新竹科學園區第四期的工地，預計二〇〇五年完成各項設施，其中除了三十二公頃預留給國衛院之外，尚有八公頃為動物科學研究所心臟醫學中心，以及六十五公頃的生化光電專區，政府希望竹南基地在國衛院進駐之後，北接新竹、南連銅鑼，形成一段科技走廊，從資訊業的新竹，到生技產業的竹南、銅鑼，一路轉型，一路挺進新科技產業的世界舞台。

那一天，吳成文驅車回台北，心中說不出的百感交集，閉上眼睛，回憶如風的數年奔走、探訪、規劃、溝通、等待、期待、失望，然後再一次地奔波、探詢、等待、期待。千餘個日子，為了國衛院的家，足跡踏遍可能的地點，上山下海，低頭、請益，在所不辭，出入政府公部門有如家常便飯，在立法院遭受無情無理的攻擊，與企業家懇切的對應，他一一寧氣忍讓；終於在今天，國衛院有一個安身立命的家了，他可以對國衛院以及海內外一路支持國衛院的科學家們說：我們要回家了！

從竹南回到台北，一路跟著吳成文到處看地的司機潘其銘感覺得到他的興奮，雖然在竹南時一下車就聞到難以忍受的臭味，雖然對蚊蠅一向敏感的吳成文被叮得雙臂紅腫，但是他只聽到吳成文諄諄交代工務許世昌說，一定要解決臭味的問題，這是國衛院所有同仁的家，一定要為國衛院創造最佳的研究以及未來居住的環境，讓國衛院在堅實的基礎上，於世界的科學競技場中爭得一席地。

一九九八年二月七日，行政院核定國衛院進駐竹南，長日漫漫的奔勞、探訪、溝通、規劃、會議、等待，以及盼望與挫折，這一段無法言說的日子，終於有了新的段落。

終究等到這一天。催生國衛院的是一群心繫國家生物醫學科技發展的科學家們，在吳成文這個火車頭的驅動下，大家衝鋒陷陣無懼向前，才有今日得來不易的結果。吳成文的雙臂還是奇癢難當，在於他自幼就非常害怕蚊蟲的叮咬，但是這一次他卻安之如飴，因為與國衛院的家相較，這一點叮咬真的不算什麼。

這一段勞心焦思的歲月，終於有了最美的答案。是啊，這幾年，他的頭髮都襯白了！

註釋

註：莊逸洲已於二〇〇六年謝世。

35 期待國衛院的飛躍成長

竹南院區建立完成恰是吳成文回國的第十八年。前八年，他將重心放在中研院的生醫所，一心希望將生醫所建立成為國際上一流的學術研究單位。後一個十年，國衛院是他肩膀上的責任與理想，更讓他勞心勞力。而在踏上國衛院永久的家園竹南院區，廣闊的院區以及規劃有序具前觀的實驗室空間，磨礪出國衛院許多人的白髮，吳成文的灰白髮鬢在主管中更顯得突出。

耕耘建設了十年，也走過了十年國衛院的蘊生，在國衛院所謂策略化思考的研究中，要以何種標準檢覈這一個新生的機構？

第一個十年，蘊生與育苗

對一個學術單位來說，檢測其成就，學術論文的成績最為重要。但是，吳成文對國衛院的績效指標中，論文的發表只是其中之一，因為他掛心的除了國衛院自身必須具備的研究水平之外，更有國衛院不能或忘的任務與使命。

所以，他以這雙重的標竿來評覈國衛院的第一個十年。

國內一向以論文的衝擊指數（impact factor），來審視研究單位的學術成就。吳成文基本上並不反對，但是他認為，如果只是用一個檢覈的標準來判定學術單位的研究水準，還是太單薄了一些。

他常舉論文的衝擊指數為例說，假設是一篇非常先進的論文，因為瞭解的研究人員少，所以被引用的機會自然不多，那此學術論文的衝擊指數一定會較低，但不意味著它是一篇沒有價值的論文，相反的，還可能有重大理論的發現。

然若是一篇不佳的論文，因為其有錯誤的引證或是數據，常有機會被他人引用，來證明新論文實驗或數據的正確，而這篇常被引用的不佳論文，雖言其衝擊指數高，但不表示論文具有價值。

除此之外，各個不同的學術範疇，也有不同的衝擊指數標準。

例如，臨床的研究領域，其衝擊指數有時可以高到數十，而新興的科學範疇例如生物統計，衝擊指數到達三、四，已經是很高了。而如果是提供科學建言的政策研究，其衝擊指數也不會太高。這可以知道，不同的研究領域中，檢覈的標準是不一致的。

任務成果、基礎研究，表現傑出

國衛院的學術研究為任務導向型，有些研究組的研究使命，並不以發表學術論文為主。例如生藥組新藥的研究，在研究具有成果，未申請專利之前，論文是絕對不能出現的，因為這牽涉未來新藥的商機，也所以該研究組的功能以新藥的研發及其專利為主，反而把研究論文的發表排序在後。

在國衛院以產品與技術導向的研究組，就有生藥組、醫工組、奈米醫學研究中心、以及幹細胞研究中心。這些研究領域的重點以未來發展生技新產品，以及將技術移轉至產業界為主，所以在評覈其研究成果時，如果單純以研究論文的發表為指標，並不十分恰當。

國衛院不同研究組在其不同任務與研究目標多軌的要求下，這幾年的研究成果亦可觀。例如，在吳成文院長任內，國衛院已經有百餘種研究申請專利中，十年來技術移轉亦有五十件。對成立剛剛十年的機構，以及十個研究組在八年內才陸續建置完成的學術研究單位，這般研究的成績可謂不俗。

即令是國衛院有關基礎醫學研究的組別，研究成果也非常亮麗。舉基因組為例，二〇〇四年全組的衝擊指數為六，每一位研究人員一年平均有四～五篇論文發表。這種研究的素質，較之其他學術研究單位，亦是有過之而無不及。

永久院區結合研究能量

吳成文對於國衛院各個研究組嚴守學術品質、兼顧整組研究的使命與任務，極為感激，這使得兩鬢已經花白的他，更覺得國衛院應當進入第二階段的研究高峰，而且應當尋找新的領導人。國衛院的前十年，是肇基建樁的時刻，那時，雖言院區尚沒有著落，但是吳成文堅持研究必須開始，不能等到硬體設施完成之後，才慢條斯理展開研究。

他說：「生物科技的發展爭取時間、爭取利基、爭取與先進大國在同一個起跑點上競賽，這樣才有機會贏得研究成績。同時我們也是與亞洲其他國家角競，希望未來能夠掌握到亞洲的商機，尤其是以華人為主的大中華商圈。」

這是國衛院十年來不斷成長、不敢怠慢的原因。最初八年中，國衛院分散在全省南、北共九個地方，國衛院各不同研究組的同仁可能是見面相逢不相識，但是心中所繫的是研究的發展，每一位研究人員均希望在一年一度全院的retreat（共識營）中，瞭解大家研究的進益，也讓院內的資深科學家分享與聆聽。

在爭取研究利基、達成任務導向的研究，以及建立團隊合作的網絡研究模式中，吳成文為國衛院研究組其多重的功能喝采。「而國衛院所有的研究成果，應由國衛院同仁所共享。」他如此解釋國衛院的十年成果。

這時刻，也是吳成文思考自院長任內退下來的時候。

交棒給下一個十年

二〇〇四年十二月，國衛院遷入竹南，於二〇〇五年一月二十二日舉辦「敦親睦鄰，健康總動員」園遊會，這是國衛院第一次正式開放院區邀請竹南、頭份附近的鄰里鄉親，一起到國衛院的家園，與君同樂。

那時刻，國衛院的院區並未完全就緒，綠草未植、土坡尚壟，自海洋迎向竹南台地的風，吹得賓客笑容滿懷。吳成文操著流利的鄉土語言，對來訪的鄉親說：

「我們等了很久，今天終於回家，國衛院在竹南的土地上落地生根，在台灣最美麗的鄉鎮，打造世界級的家園；

沒有緣份不相聚，從現在開始，我們都是苗栗人。國衛院感激政府提供竹南這一塊地靈人傑、好山好水的土地；

福地福人居，未來竹南將匯集最秀異的人才，發展我國智慧型的產業，佳山勝水的苗栗竹南，將成為台灣新世紀的地標。」

這是他的願景，也是國衛院的夢想，現在踏在這塊土地上，眼眺藍天白雲，心情雀躍，想著將近十年來的種種，辛苦的創建過程，未來均是國衛院成長的見證。而這一刻，吳成文有著歸去來兮胡不歸的情懷，想著這是自己揮別的最佳時刻了。

院區建構前瞻世界研究單位

國衛院的永久院址位於新竹工業園區第四期的竹南基地，地理位置在苗栗縣與新竹縣、新竹市的交界處，屬於苗栗縣竹南鎮頂埔里大埔段。竹南基地是新竹科學園區的「衛星」園區，以發展生物技術產業為主。

政府將國衛院設置於此，為期待國衛院發揮火車頭的效應，偕同園區內的國科會科學工業管理局、動物科學研究所暨心臟醫學研究所，與竹南基地所規劃的光電、通訊專區，自然衍成一個生技園區聚落，並以國衛院作為與世界生技科學產業接軌的樞紐。

這一段建院的過程辛苦備嚐，吳成文非常感激所有工務同仁的辛勞，尤其是建院時特別成立的建築規劃委員會的召集人黃崑巖教授與主任秘書于重元。

委員會在黃崑巖教授領軍下，從設計圖的審核、院區空間的配置、實驗室與研究人員空間動線的規劃，甚而行政同仁與研究同仁未來工作互通的流線，都細慎考慮，他認為實驗室規劃必須具備彈性運用的原則，以未來長期發展為考量。

一座精密思慮的空間規劃及軟、硬體設施，技術服務與合作，暨各項資源的引進與協助等，所以，國衛院的院區規劃建立在研究的延展性上，在這方面，黃崑巖教授投注了非常多的心力。

建院階段最辛苦為院區的取得以及規劃後的建築工程，于重元主秘將責任扛了起來。

這中間，從地形測量、舊農道廢棄公告、土地有償撥用、各項工程的招標，以及施工期間環境工程的維護等等；一步又一步，一關又一關，還需要面對各界的關說以及地方的壓力，非常不容易。

難能可貴的是，在于重元領導下，工務單位逐一克服各種障礙，國衛院除了建院期間得到建築綠標章之外，建院工期如期完成，沒有追加預算，這是政府的公共工程難得的表率，黃崑巖教授以及于重元主秘的辛勤不在話下。國衛院院區的建構以「世界級研究機構」期許，第一期的興建工程包括：研究大樓、行政大樓、圖書館、資訊中心、會議中心、學人宿舍等；其中，實驗室設計前瞻性的思索二十年甚而三十年之後的需求。

國衛院平面的規劃，以支援高度的合作共享環境為前提，希望與當地的生活、生態機能結合，所以在園區的造景上，特別注重自然與人文景觀的諧調。如院址內興建一條貫穿全院的綠色步道，與院區中心廣場相連，視野遼闊，景致宜人。

國衛院建院九年後才有自己的家，這是吳成文與全院同仁的盼望。當吳成文踏上這一塊好山好水的「福地」，心中欣慰著：當時對同仁們的承諾終於實現了。

新領導，新思維

這是他的第二任任期，所以國衛院依規定成立國際遴選委員會（註），積極尋訪新任院長。

但是有遴選委員認為，國衛院方才進入穩定成長的階段，何況適任的院長難尋，為何吳成文不再續一任，來幫助國衛院的根基更加穩固？這個原因是，當年董事會在訂定院長任期時，已經顧慮到在國衛院發展階段，院長的角色非常重要，所以有但書條款，言「若是特殊狀況下」院長可延至第三任。

但是吳成文並不做此想，他對遴選委員們說：因為國衛院已經發展到一個穩定的階段，他希望國衛院加速成長，就如同育養小孩一般，給他最好的環境，等小孩長大了，應該去新的環境發展，有新的方向，展翅遨翔，飛躍騰空。

而且，他認為，對一個新機構而言，建立制度最重要，他是國衛院的創院院長，更需要樹立典範，所以盡量不要用到所謂的特殊條款，這樣，國衛院的制度可以良善的傳承下來，以免網開一個例外，做不佳的示範。

寄望國衛院飛躍的下一個十年

他認為，從國衛院規劃到現在已經有十餘年，十多年前的規劃與夢想，今日已經逐一實現了。例如，國衛院的學術制度、任務導向的研究，以及院內運作的規章、模式。無論是人事制度、福利措施、升等評覈等，都已經建制完成，在這般的基礎上，國衛院已經塑造出專責的醫藥衛生研究機構形象，科學界對國衛院的功能與定位已經有所期待。

而國衛院在十年間，也創造了屬於國衛院的文化與核心價值。國衛院的研究人員早已認知，除了自己的研究之外，必須以合作與互動的開放態度，與國內其他學術單位，共同織就一張學術互補的網絡，大家共享學術資源、一起成長，為國家的生物醫學研究努力。這份獨特的國衛院文化，已經成為國衛院科學家的情懷與向心力。

而在組織架構上，國衛院的十個研究組已經成立，尚有為因應世界研究趨勢潮流，以及配合政府政策的四個研究中心，這些研究單位的領導者，均是世界一流的科學家，而目前各研究組或是中心研究人員的延攬，亦十分順利，在這樣的基礎上，國衛院已經能夠進行下一階段的揚帆衝浪。

國衛院的院區建立起來了，在竹南基地永久的基座上，國衛院以跟世界接軌的視野來規劃研究願景，以發展台灣一流生物聚落的雄心，來經營國衛院的學術宏圖。

經過耕耘的十年，國衛院與其他學術機構互動整合的網絡機制已經建立起來，這時應當是更積極行動的時刻。

在生物科技的世代，各國的競爭激烈，尤其是亞洲各國，無不希望自歐美科技強國侵佔的世界市場中，抓到自己的商機。台灣在這一波競賽中絕對不能落後，尤其是國衛院已經建立如此良好的網絡基礎，應該一躍當先，策馬入林。

胸懷學術理想的科學家

新的領導、新的思維、新的作法、新的衝刺，帶領國衛院新的世代，新血將激勵新的契機。吳成文對國衛院的未來充滿祝福。

他對與他共同走過這一段斬棘闢土流光、所有參與國衛院的人，充滿感激。退下國衛院院長的職務，他還是一位科學家、一個專注於研究的學者，職位所帶來的關注，將漸行漸遠，所以他能夠無職一身輕地做一個快樂的科學人。科學人的理想，仍然繫念著台灣這一片土地的科學發展。

這是吳成文一路的足跡，也是一群心繫台灣生物醫學科學發展的科學家們的共同行腳。這一段篳路藍縷的歲月，無論是已經老成凋謝的長者，或是自國衛院退下的學術主管，大家均期待國衛院下一個飛躍的十年，以及台灣生命科學研究展翼的未來。

書寫歷史，為在紀實一段大家共同努力的歷程。吳成文這麼說。

註釋

註：遴選委員包括：召集人錢煦，宋瑞樓、梁賡義、李明亮、張仲明、梁春金、陳維昭、黃榮村、羅浩、羅光瑞、蘇益仁。

Collection 03

飛躍二十年——開創台灣生醫研究新紀元

金塊文化

作　　者：吳成文、劉傳文
發 行 人：王志強
總 編 輯：余素珠
校　　稿：劉傳文、余素珠
美術編輯：JOHN平面設計工作室

出 版 社：金塊文化事業有限公司
地　　址：新北市新莊區立信三街35巷2號12樓
電　　話：02-2276-8940
傳　　真：02-2276-3425
E-mail：nuggetsculture@yahoo.com.tw

匯款銀行：上海商業銀行 新莊分行
銀行帳號：25102000028053
銀行戶名：金塊文化事業有限公司

總 經 銷：商流文化事業有限公司
電　　話：02-2228-8841
印　　刷：群鋒印刷
初版一刷：2011年12月
定　　價：新台幣420元

ISBN：978-986-87380-5-8（平裝）
如有缺頁或破損，請寄回更換
版權所有，翻印必究（Printed in Taiwan）
團體訂購另有優待，請電洽或傳真

國家圖書館出版品預行編目資料

飛躍20年：開創臺灣生醫研究新紀元 / 吳成文、劉傳文著.
-- 初版. -- 新北市：金塊文化, 2011.12　面；公分
ISBN 978-986-87380-5-8(平裝)
1.中央研究院　2.生物醫學　3.學術研究
410.1636　　100023157